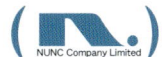

newLearner's
Technical guide to Echocardiography

by

Yukihiko Momiyama
and
Masashi Kanno

A volume of nLTG series

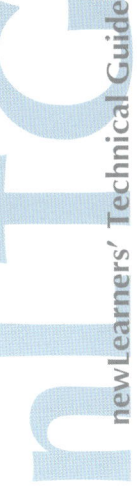

newLearners'

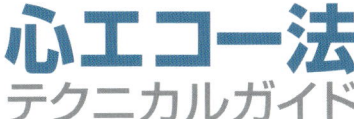

 著　樅山　幸彦
　　国立病院機構東京医療センター循環器科

　　神野　雅史
　　東京都済生会中央病院臨床検査科

診断と治療社

序

　初版「心エコー法テクニカルガイド」(HBJ 出版局) を 1992 年に出版してから早いものでもう 18 年になる。1998 年に「心エコー法マスターガイド」(診断と治療社) として装いを新たにし，今回「newLearners' 心エコー法テクニカルガイド」として再出発することになった。筆者自身はこの間に一般病院→英国の病院→大学病院→一般病院と勤務先が移り，心エコー検査に従事する多くの医師，検査技師と出会ってきた。病院によって検査手順など多少異なるが，覚えておくべき心エコーの基本は同じであり，心エコー検査を迅速に学ぶには，簡単な本で必要最低限の知識を得た上で数多くの検査を経験していくことが一番と確信している。まずは画面に映し出される心臓の動きを実際に見ることが最良の教科書になり，心エコーさらには循環器疾患への興味をそそるのである。

　初版出版当時，卒後 6 年目の自分にとって心エコーは興味深い検査であるとともに当然のごとく難しさも感じていた。自身の勉強と心エコーを習い始めた検査技師の教育のため，ハワイのマウイ島で 5 日間にわたって行われた Echo Hawaii (ACC 米国心臓病学会主催心エコー講習会) に出席するとともに文献を読み漁ってまとめたのが本書の初めであった。夕方，マウイ島のホテルのベランダでワインを飲みながら，ふと夕日の下で遠くの海に泳ぐクジラの姿を見つけた興奮を今でも懐かしく思い出す。現在では心エコーを教える立場になったが，今回の改訂についても当時の気持ちを忘れずに，あくまでも心エコーを学びたいと思っている若手医師や検査技師に適した実践的入門書になることに意識を注いだ。本書を読みながら，まずは実際に心エコー検査を行い，心エコーの面白さを実感した上で，わからない点は成書を読んでいただければと思う。心エコーは患者の病態を親切に教えてくれる心強いパートナーであるが，すべてを教えてくれるわけではなく，問診や聴診，心電図も大事であり，心エコーを通じて循環器診療全般にさらなる興味をもっていただければと思う。

筆者自身は心エコーの専門家ではなく，今後も若手医師，検査技師と一緒に勉強しながら，愛娘のように思えるこの本を大切に育てていきたい。現在勤務している国立病院機構東京医療センターにも毎年2名ずつ循環器科後期研修医がやってくる。循環器医を目指そうと（また東京，自由が丘の生活を楽しもうと？）意気込んで仕事をしている姿をみると，いつも嬉しく感じる。そんな彼ら彼女らにこの本を捧げたい。

2010年11月

樅山幸彦

目 次

I 心エコー法の基礎　　　　　　　　　　　　　　　　　　　　　1

1. 断層法・Mモード法の基本 1
- A. 心エコー図法とは　2
- B. 基本的記録法　2
- C. 断層法の基本的断面像　5
- D. Mモード法の基本的記録　11
- E. 左室機能（収縮能）の評価　14

2. ドプラ法の基本 17
- A. ドプラ法とは　17
- B. ドプラ法の種類　17
- C. パルスドプラ法・連続波ドプラ法の正常血流速波形　20
- D. 圧較差（Pressure Gradient：ΔP）　23
- E. 心拍出量の算出　26
- F. 左室拡張能の評価　27
- G. 組織ドプラ法の僧帽弁輪部移動速度　29
- H. TEI index　30

II 疾患各論　　　　　　　　　　　　　　　　　　　　　　　　33

3. 弁膜症（Valvular Heart Disease：VHD）..................................... 34
- A. 僧帽弁狭窄症（Mitral Stenosis：MS）　34
- B. 僧帽弁閉鎖不全症（Mitral Regurgitation：MR）　40
- C. 僧帽弁逸脱症（Mitral Valve Prolapse：MVP）　46
- D. 僧帽弁輪部石灰化（Calcified Mitral Annulus）　50
- E. 大動脈弁狭窄症（Aortic Stenosis：AS）　51
- F. 大動脈弁閉鎖不全症（Aortic Regurgitation：AR）　57

- G. 右室負荷（Right Ventricular Overload） 62
- H. 三尖弁閉鎖不全症（Tricuspid Regurgitation：TR） 67
- I. 肺動脈弁閉鎖不全症（Pulmonary Regurgitation：PR） 71
- J. 感染性心内膜炎（Infective Endocarditis：IE） 73
- K. 人工弁機能不全（Prosthetic Valve Dysfunction） 76

4. 冠動脈疾患（Coronary Artery Disease：CAD） 78
- A. 壁運動異常 78
- B. 冠動脈の支配領域 79
- C. 心筋梗塞（Myocardial Infarction：MI） 81
- D. 狭心症（Angina Pectoris） 85
- E. 冠動脈の描出 87

5. 心筋症（Cardiomyopathies） 88
- A. 肥大型心筋症（Hypertrophic Cardiomyopathy：HCM） 88
- B. 拡張型心筋症（Dilated Cardiomyopathy：DCM） 93
- C. 拘束型心筋症（Restrictive Cardiomyopathy：RCM） 96
- D. たこつぼ型心筋症（Takotsubo Cardiomyopathy） 99

6. 心膜疾患（Pericardial Disease） 100
- A. 心嚢液貯留（Pericardial Effusion） 100
- B. 心タンポナーデ（Cardiac Tamponade） 102
- C. 収縮性心膜炎（Constrictive Pericarditis） 104
- D. 急性心膜炎・心筋炎（Acute Pericarditis／Myocarditis） 107

7. 心臓腫瘍（Cardiac Tumors） 108
- A. Normal Variants 108
- B. 原発性腫瘍（Primary Cardiac Tumor） 109
- C. 転移性腫瘍（Metastatic Cardiac Tumor） 110

8. 大動脈疾患（Diseases of the Aorta） 111
- A. 大動脈解離（Aortic Dissection） 111

9. 先天性心疾患（Congenital Heart Disease：CHD） 115
　　　A. 心房，心室，大血管の位置決定　　115
　　　B. 心房中隔欠損症（Atrial Septal Defect：ASD）　　116
　　　C. 心室中隔欠損症（Ventricular Septal Defect：VSD）　　120
　　　D. 動脈管開存症（Patent Ductus Arteriosus：PDA）　　124
　　　E. エプスタイン奇形（Ebstein's Anomaly）　　125
　　　F. 三心房心（Cor Triatriatum）　　126

参考文献 127

索　引 128

newLearners'
Technical guide to Echocardiography

I. 心エコー法の基礎

Fundamentals of Echocardiography

I. 心エコー法の基礎

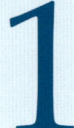 断層法・Mモード法の基本

A 心エコー図法とは

心エコー図法とは胸壁上に**探触子（プローブ）**をおき，心臓内へ超音波を投入することによって心臓内の構造物や血流を同定する方法で，断層法（Bモード），Mモード法とドプラ法の3つがある。

中心となるのが**断層法**で，心臓の断面が二次元的に表示され，心臓内の構造物の形状を同定しうる。**Mモード法**では心臓内の構造物の動きが横軸に時間で表示され，内径や壁厚の計測に用いられる。**ドプラ法**は次章で述べるが，心臓内の血流を観察するのに用いる。

B 基本的記録法

1. 探触子の位置

心臓の断面像を得るには，胸骨，肋骨や肺などの障害物を避けて心臓に超音波をあてる必要がある。基本的な探触子の位置には以下の4つがある（図1-1）。

■基本的な探触子の位置
1. 胸骨左縁（parasternal）
2. 心尖部（apical）
3. 肋骨弓下（心窩部）（subcostal）
4. 胸骨上窩（suprasternal）

2. 体 位

まず被検者には上半身裸になり，検査ベッド上で左側臥位になってもらう。そして検者は被検者の右側すなわち背中側に坐り，右手に探触子を持ち，左手でgainの調節等を行う。胸骨左縁からのアプローチでは被検者を左側臥位にて行うが，心尖部および肋骨弓下からのアプローチでは仰臥位とする。

断層法・Mモード法の基本

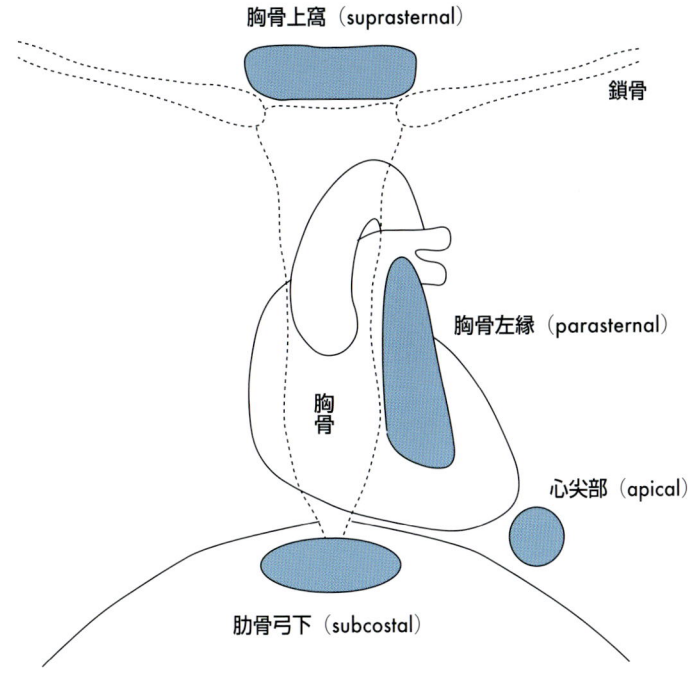

図 1-1　探触子の位置

3. 探触子の選択

　ハーモニックモードのない以前の装置では 2.5, 3.5, 5.0 MHz のように，周波数の異なる数種類の探触子から適したものを選択する．周波数が高い（5.0＞3.5＞2.5 MHz）ほど分解能は向上するが，逆に減衰が大きく身体の深部では見にくくなる．そのため成人では通常 3.5 MHz を用い，胸郭が厚くて見にくい例では 2.5 MHz を使用する．しかし成人でも弁の疣贅（vegetation）や心尖部血栓の有無などを見る時は可能な限り 5.0 MHz を用いてチェックし，乳幼児の検査では通常 5.0 MHz を用いる．一方，最近の装置では広帯域の周波数（成人用 2〜5 MHz，小児用 3〜8 MHz）を送受信できる探触子が主流となり，探触子を替えなくても設定操作のみで中心周波数も切り換えられるようになっている．

I. 心エコー法の基礎

4. ティシュ・ハーモニック・イメージング

　　従来の**基本的**(fundamental)**画像**とは異なり，基本波ではなく2番目に発生する二次高調波を画像化することを**ティシュ・ハーモニック・イメージング**（tissue harmonic imaging）という。最新の装置では探触子から送信する超音波の周波数をつまみなどで調節でき，その2倍の周波数の二次高調波を受信して高画質のハーモニック画像が得られる。アーチファクトやノイズが軽減され，心内膜など構造物の境界も明瞭となる．ハーモニックモードは通常 on にして，ハーモニック画像で断層像や M モード図を記録する。肥満例など見にくい例での壁運動の評価や血栓の有無の評価，大動脈解離の intimal flap の描出などに特に有用である。

■ハーモニック画像の注意点
　ハーモニック画像では弁や中隔などが基本的画像より厚く見えるとされたが，最新の装置ではほとんど差はなくなった．それでも低い周波数で gain を上げ過ぎると，厚く見えやすいことに留意する．さらにハーモニック画像では正常でも心筋全体の輝度が高く見えやすく，輝度亢進を疑う時にはハーモニックモードを off にして再度観察する．なおハーモニック画像でも送信する超音波の周波数が高いほど分解能は向上するが，逆に減衰が大きく身体の深部では見にくくなる．

5. ゲイン（gain）の調節

　　gain を上げていくと心室や心房の壁だけでなく，内腔も白くキラキラしてくる。適切な gain 設定は心室の内膜はしっかり見えるが心室内は白くならない程度がよい。gain を上げ過ぎると弁や壁の輝度が亢進し，石灰化と誤りやすい。ハーモニック画像では gain を上げ過ぎると基本的画像より弁などが一層厚く見え，gain の上げ過ぎには注意を要する。

　　実際には，画像全体の gain を調整するツマミで画像全体のおよその gain を調整した後に，画像深度に応じた gain の設定ができる TGC（time gain control）のツマミで画像深度に応じて設定を行う。多くの場合は見にくい身体深部の gain を上げ，胸骨左縁長軸像であれば左室後壁が明瞭に見えるように調整する。さらに機種によっては画像の左右方向の gain 設定ができる LGC（lateral gain control）のツマミがあり，その際は LGC のツマミで主に画像の両側の gain を微調整する。

断層法・Mモード法の基本

■心エコー検査の一般的注意点
1) 被検者には上半身裸になってもらうため，寒くないように検査室の室温に注意するとともに，恥ずかしさを考慮してバスタオルなども用意しておく（特に女性）．
2) 見えにくい時などに探触子（プローブ）を必要以上に強く押し当てると，苦痛を与えるので注意する（特に痩せた人）．痛い時はすぐ言うように，予め伝えておくとよい．
3) 検査に慣れていないと，長時間検査をしてしまいがちである．非侵襲的検査ではあるが，長くても30分以内には終了すべきである．

C 断層法の基本的断面像

通常の検査では胸骨左縁と心尖部からの記録のみで十分であり，異常を見落とさないために必ず下記の5つの断面像を記録する．さらに心房中隔欠損症や心室中隔欠損症が疑われる時にはビームの方向と中隔が垂直となる肋骨弓下（心窩部）断面像を，大動脈弓を観察するには胸骨上窩断面像を用いる．

■断層法の基本的断面像
1. 胸骨左縁長軸像（parasternal long-axis view）
2. 胸骨左縁短軸像（parasternal short-axis view）
3. 心尖部四腔像（apical 4-chamber view）
4. 心尖部二腔像（apical 2-chamber view）
5. 心尖部三腔像（apical 3-chamber view）

なお探触子には通常マークがついており，マーク側が画面の右側に表示される（図1-2～6ではマークを※で表示してある）．

1. 胸骨左縁長軸像（parasternal long-axis view）（図1-2，写真1-1）

探触子を第3, 4肋間胸骨左縁におき，左室（left ventricle：LV）の長軸方向にビームを向けると図1-2のような画像が得られる．左房の下側には丸く輪切りとなって胸部下行大動脈が描出される．このviewで後述するMモード図も記録する．

I. 心エコー法の基礎

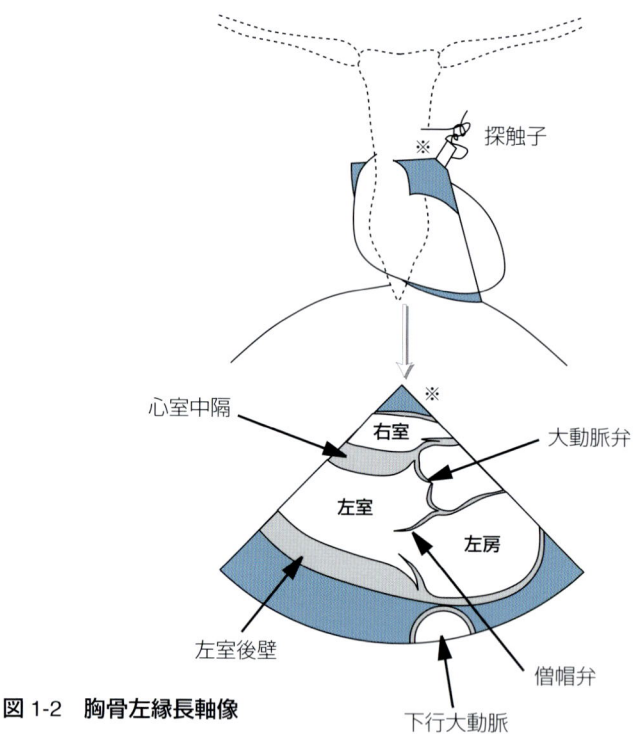

図 1-2　胸骨左縁長軸像

正しい胸骨左縁長軸像では，
1. 心室中隔（interventricular septum：IVS）と大動脈（aorta：Ao）前壁が探触子からほぼ等距離となる。
2. 僧帽弁（mitral valve：MV）が画像の中央に見える。
3. 大動脈弁（aortic valve：AV）と僧帽弁の開閉がよく見える。

見にくい例や手技に不慣れだと，探触子を正しい位置より下位の肋間に置きやすいので注意する。

■描出のポイント
　胸骨左縁断層像は通常左側臥位で記録するが，肺がかぶって見にくい時はより強い左側臥位にする．それでも見にくい時は呼気位で少し息止めをしてもらうとよい．しかし息止めが長過ぎないように注意する．

1 断層法・Mモード法の基本

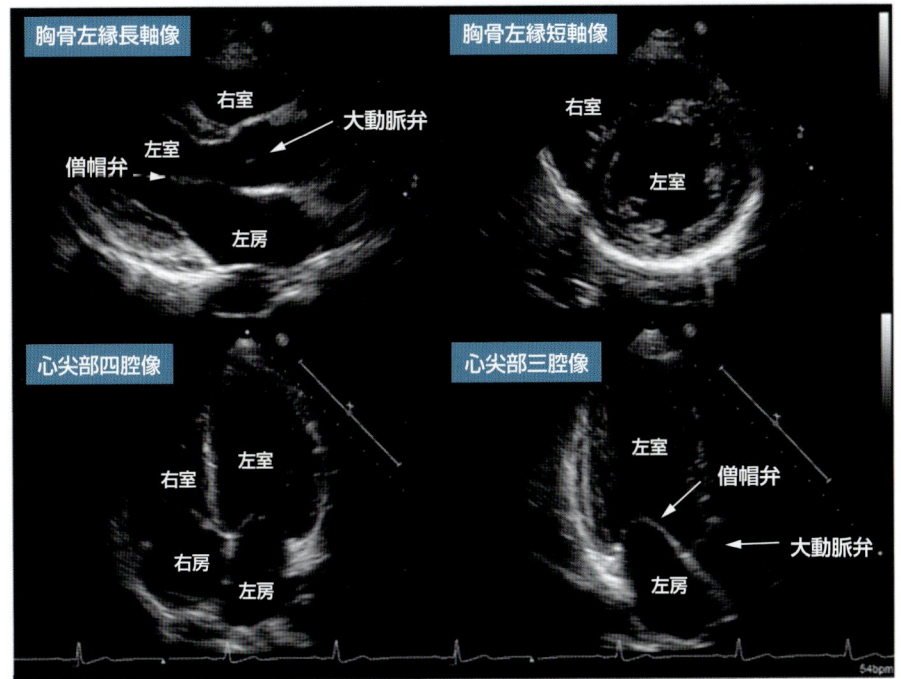

写真 1-1　正常の基本的断面像

2. 胸骨左縁短軸像（parasternal short-axis view）（図 1-3）

　　胸骨左縁長軸像を記録したら，胸骨左縁長軸像から 90°時計方向に探触子を回転して短軸像を記録する。正しい短軸像では，左室は円形となる。

1. **大動脈弁レベル**：僧帽弁レベルより少し頭側にビームを向けると大動脈弁が描出される。大動脈弁は肥厚や石灰化の有無だけでなく 3 弁より成るかをチェックし，2 弁の時は二尖弁という先天性心疾患である。さらに頭側にビームを向けると左冠動脈主幹部，そして肺動脈弁から主肺動脈が描出される。
2. **僧帽弁レベル**：僧帽弁は開口すると"魚の口"のように見え，僧帽弁狭窄症ではこの view で弁口面積を計測する。このレベルでは左室前壁と心室中隔は固定されている大動脈壁との移行部にあたり，正常でも壁運動は低下しているように見える。

I. 心エコー法の基礎

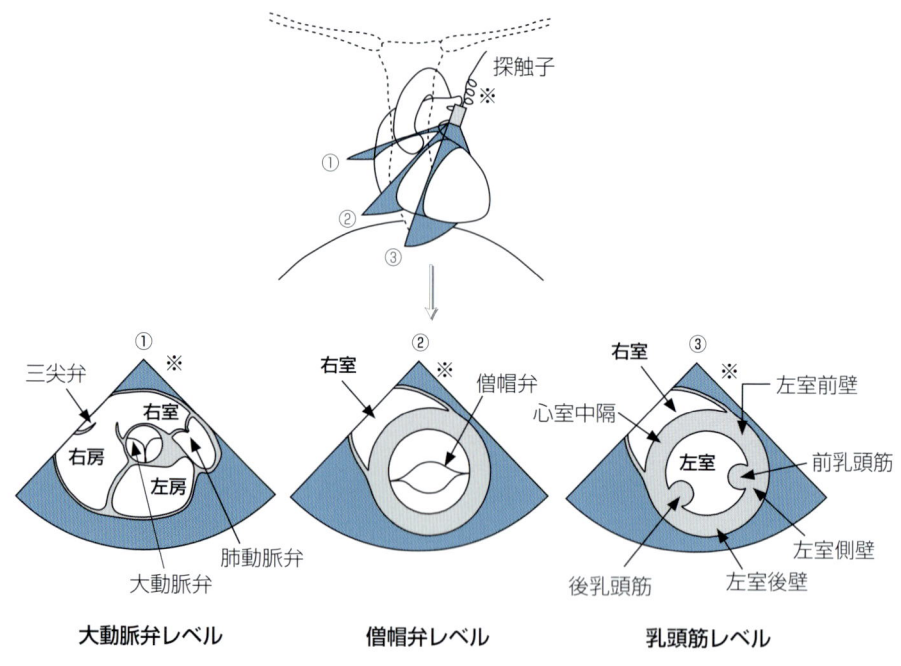

図 1-3　胸骨左縁短軸像

3. **乳頭筋レベル**：左室の壁運動の評価には最もよい大切な view で，冠動脈 3 枝すべての左室灌流領域を含んでいる。写真 1-1 のように，正しい短軸像では左室は円形となり，楕円の場合には探触子の位置を調節する必要がある。多くは僧帽弁レベルを記録した位置より探触子を少し心尖部側にずらす。3 時方向（左室側壁）は肺がかぶって見にくいことが多く，その際はより強い左側臥位にするとよい。

3. 心尖部四腔像（apical 4-chamber view）（図 1-4，写真 1-1 参照）

胸骨左縁断面像を記録したら，心尖部断面像の記録に移る。心尖部断面像の記録では，まず心尖拍動を探し，そこからさらに数 cm 左下方に探触子をおいて少しずつ前胸部側へずらしてくる。左室内腔が最大かつ心尖部が扇形の頂点にくる時，探触子は正しい位置にある。正しい像では右室（right ventricle：RV）内腔も最大となる。

断層法・Mモード法の基本 1

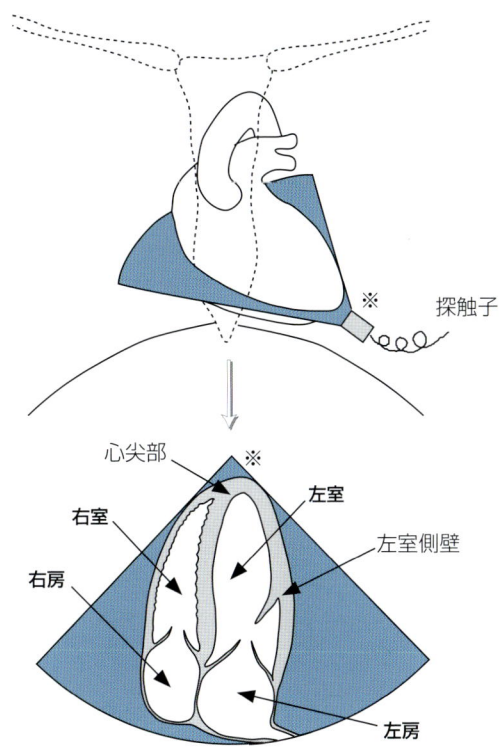

図 1-4　心尖部四腔像

> ■描出のポイント
> 心尖部は胸骨左縁像では見えないため，心尖部からの view でチェックする必要がある．しかし正しい位置より頭側に探触子をおくと左室は小さく見え，心尖部の異常を見落としてしまうので注意する．仰臥位で行うことが多いが，肺がかぶって見にくい時は少し左側臥位にするとよい．

4. 心尖部二腔像（apical 2-chamber view）（図 1-5）

心尖部四腔像の位置より探触子を 90°反時計方向に回転する．正しい二腔像では大動脈，右室は描出されない．心臓カテーテル検査の右前斜位（RAO view）の左室造影像に相当する view であり，左室前壁の心尖部付近はこの view でしか描出されない．僧帽弁と左室後壁との接合部には冠状静脈洞（coronary sinus：CS）が輪切りになって見える．

I. 心エコー法の基礎

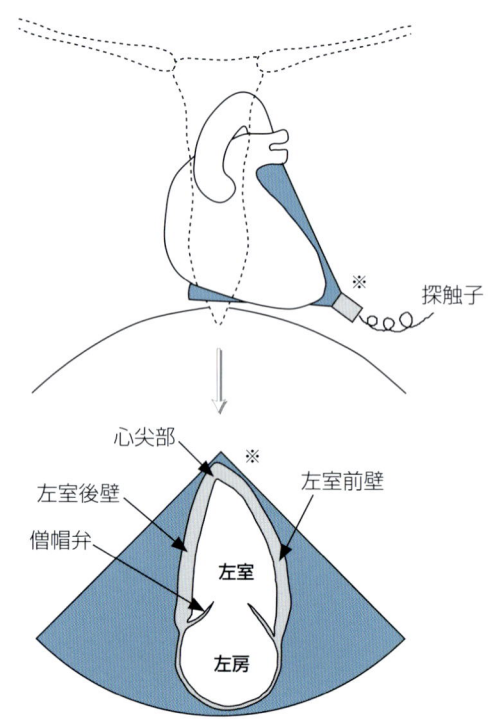

図 1-5　心尖部二腔像

■描出のポイント
　心尖部二腔像は 5 つの断面像の中で一番描出が難しく，描出しにくいと正しい位置より頭側に探触子を置きがちである．ゲルを多めに付けて探触子と皮膚の間に空気が入らないようにし，胸壁直下をのぞくような感じにするとよい．

5. 心尖部三腔像（apical 3-chamber view）（図 1-6，写真 1-1 参照）

　二腔像よりさらに少し反時計方向に回転すると，大動脈弁と上行大動脈が描出される。この view では心室中隔の心尖部付近を特に注意する。またドプラ法において僧帽弁口や大動脈弁口，左室流出路の血流をみるのに適している。

断層法・Mモード法の基本 1

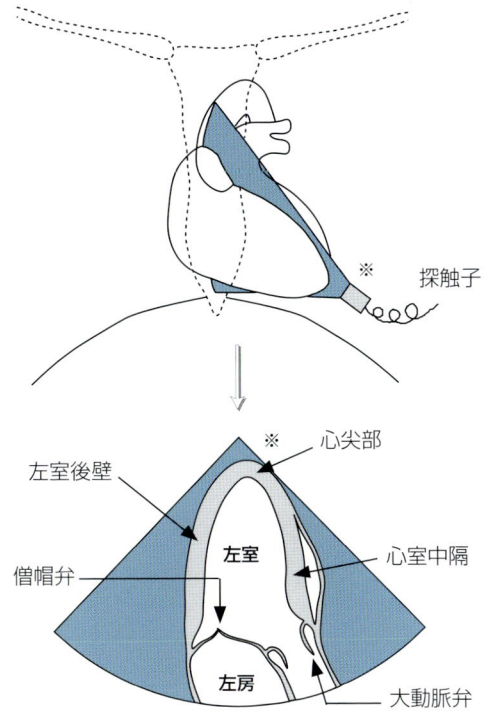

図1-6 心尖部三腔像

D Mモード法の基本的記録

　Mモード図は胸骨左縁長軸像にて図1-7のように大動脈弁レベルと左室レベルで記録する。断層法が一般的となった現在では僧帽弁レベルの計測を行うことはなくなった。内腔や壁厚の計測では境界エコーに幅があるので，原則として各エコーの前面（leading edge）すなわち探触子側を計測部位とし，内腔や壁厚の計測であれば，**"上から上"**（leading edge to leading edge）で計測する。

I. 心エコー法の基礎

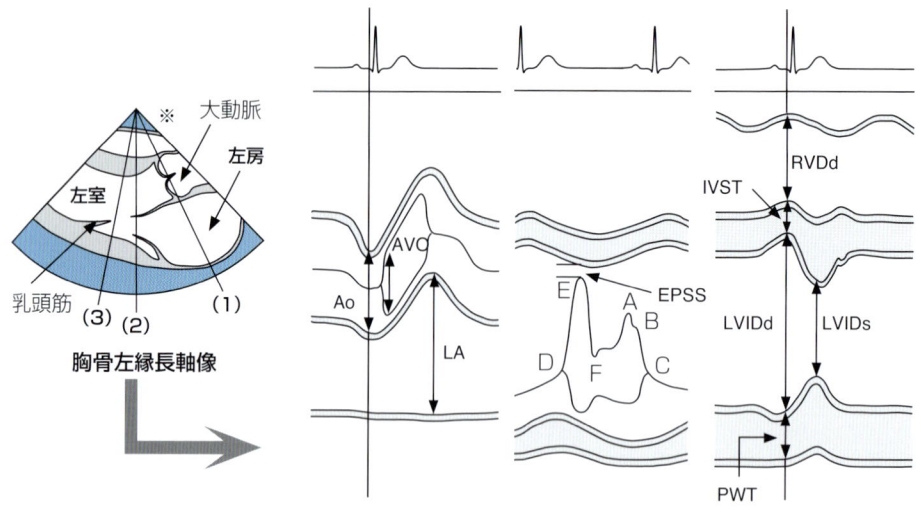

（1）大動脈弁レベル　（2）僧帽弁レベル　（3）左室レベル

図1-7　Mモード図

1. 大動脈弁レベル

　　大動脈弁の弁尖を通る部位で記録する。

1. **大動脈径（Ao）＜3.5cm**
   3.5cm以上を大動脈拡大とする。
2. **大動脈弁口径（AVO）＞1.5cm**
   1.5cm以下では大動脈弁狭窄症を疑うとされるがあまりあてにならず、通常は測定しない。
3. **左房径（left atrium：LA）＜4.2cm**
   心室収縮末期すなわち最大のところで計測し、4.2cm以上を左房拡大（LA dilatation）とする。正常では大動脈径と左房径はほぼ等しく、小児では大動脈径に比して明らかに左房径が大きい時に左房拡大とする。

2. 僧帽弁レベル

　　僧帽弁前尖の弁尖を通る部位で記録したが、断層法が一般的となった現在では日常計測する必要はない。

1. **僧帽弁後退速度（EF-slope）＞60 mm/sec**
   EF slope の減少は僧帽弁狭窄症の古典的サインとして知られるが，左室機能が低下しても減少し，非特異的である。
2. **僧帽弁 E 点－心室中隔間距離（EPSS）＜5 mm**
   左室駆出率と相関し，5 mm 以上の時は左室機能低下を示唆する。

3. 左室レベル

僧帽弁と乳頭筋の間で記録する。

1. **左室拡張末期径（LVIDd）＜5.5 cm**
   心電図 Q 波の位置を左室拡張末期として計測し，5.5 cm 以上を**左室拡大**（LV dilatation）とする。正しい位置での胸骨左縁長軸像でないと斜めに計測されて過大評価し，左室拡大と誤診しやすい。その際に 90°回転して断層法の胸骨左縁短軸像をチェックすれば，およそ左室は円形でなく縦長の楕円形になっている。断層法の短軸像で左室拡張末期径の横径を測定して参考にする。
2. **左室収縮末期径（LVIDs）**
   心室中隔の収縮末期（左室後壁の収縮は心室中隔より少し遅れて終わる）で計測する。
3. **心室中隔厚（IVST）＜1.2 cm**
   左室拡張末期（心電図 Q 波の位置）で計測し，1.2 cm 以上を中隔肥大とする。
4. **左室後壁厚（PWT）＜1.2 cm**
   1.2 cm 以上を**左室肥大**（LV hypertrophy）とするが，1.1 cm 以上は軽度肥大とする。左室壁厚も正しい位置の胸骨左縁像で記録しないと斜めとなって過大評価し，左室肥大と誤診しやすい。断層法の胸骨左縁短軸像で本当に左室肥大かどうか確認する。
5. **右室内径（RVDd）＜2.6 cm**
   2.6 cm 以上を**右室拡大**（RV dilatation）。しかしこの径は主に右室流出路を反映し，体位でも異なるためあまりあてにならず，計測する必要はない。

I. 心エコー法の基礎

■Mモード法のポイント
1) 断層法が一般的の現在でもMモード図の計測は必要だが，通常は下記のもので十分である．左室拡張末期径と左室収縮末期径を入力すると，左室内径短縮率と左室駆出率も自動で計算されてくる．
大動脈弁レベル：大動脈径，左房径
僧帽弁レベル：計測不要
左室レベル：左室拡張末期径，左室収縮末期径，心室中隔厚，左室後壁厚
2) ハーモニック画像でMモード図を記録すると壁厚が厚めに計測されるとされたが，最近の装置ではハーモニック画像で記録してもほとんど問題ない．

■断層法による計測：
1) Mモード図で左室内径や左室壁厚がうまく計測できない場合には，断層法での計測値を参考にする．しかしMモード法と異なり，左室内径の計測では"内側から内側"（trailing edge to leading edge）で計測することが多く，Mモード法での計測値より低値を示す傾向にある点に留意する．
2) 画像が小さいと計測誤差をより生じやすいため，測定部位をなるべく拡大して計測するとよい（特に左室壁厚）．

E 左室機能（収縮能）の評価

1. 左室内径短縮率（％ fractional shortening：％ FS）

Mモード図で計測した左室拡張末期径（LVIDd）と左室収縮末期径（LVIDs）より簡単に計算されてくる。28%以下は左室収縮能低下を意味する。

$$左室内径短縮率（\% FS）＝（LVIDd－LVIDs）／LVIDd \times 100（\%）$$

2. 左室駆出率　ejection fraction（EF）

a）Mモード法

LVIDdとLVIDsから計算され，通常Mモード図の計測でLVIDdとLVIDsを入力すると％FSおよびLVEFは自動的に計算されてくる。60%以下は左室収縮能低下を意味する。

断層法・M モード法の基本　1

$$左室駆出率（LVEF）=（LVIDd^2-LVIDs^2）／LVIDd^2×100（\%）$$

　この方法では心尖部の壁運動はまったく加味されないため，局所壁運動異常を伴う心筋梗塞例ではあてにならない。しかし拡張型心筋症のように，びまん性低収縮を示す例では簡便で有用である。

b）断層法

　断層法を用いて LVEF をより正確に知りたい時は，心尖部二腔像と心尖部四腔像で左室内腔をトレースして計算する modified Simpson 法がよい。一般には左室内腔は乳頭筋と腱索を除いた最内側をトレースしていく。多くの装置では収縮末期と拡張末期で左室内腔をトレースすれば，自動的に LVEF が計算される（写真 1-2）。しかし正確に算出するには正しい断面像を得る必要があり，特に心尖部二腔像は正しい位置より頭側で記録されがちで，四腔像より左室長軸の長さが 10% 以上短い時は二腔像を描出し直す。左室壁運動異常を認める例では断層法による LVEF の算出を必ず行う。

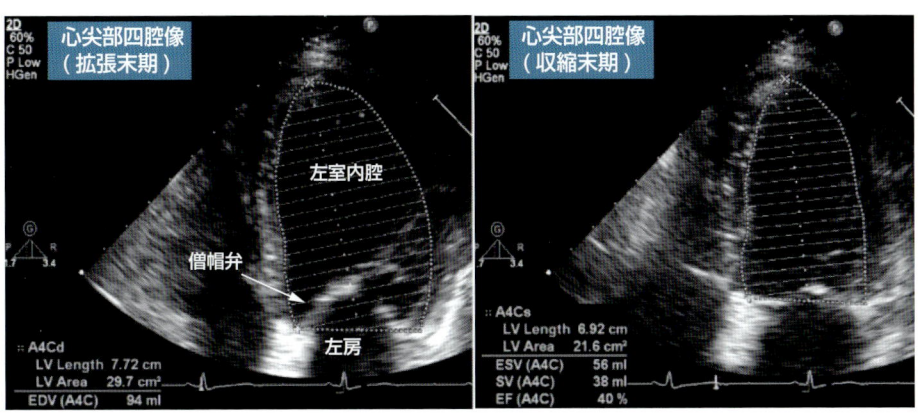

写真 1-2　modified Simpson 法による左室駆出率の計測
写真のように，左室内腔を拡張末期と収縮末期でトレースすると左室駆出率が計算される。

I. 心エコー法の基礎

■心エコー検査の一般的手順

　下記の順番で検査を行うとよいが，自身で検査手順を決めておけば記録漏れなくスムーズに検査が行える．

1. **胸骨左縁長軸像**
2. **胸骨左縁短軸像**
3. **Mモード法の計測**
    大動脈弁レベル：大動脈径，左房径
    左室レベル：左室拡張末期径，左室収縮末期径，心室中隔厚，
    　　　　　　左室後壁厚
4. **心尖部四腔像→心尖部二腔像→心尖部三腔像**
5. **心尖部四腔像でカラードプラ法**
    MRとTRの有無をチェック
    MR：MRの重症度判定は心尖部三腔像でも評価．
    TR： TRの重症度判定．
    　　　連続波ドプラ法でTR流速を計測し肺動脈圧を推測．
6. **心尖部三腔像でカラードプラ法**
    左室流出路と大動脈弁口に注目し，ASとARの有無をチェック．
    AS：連続波ドプラ法で大動脈弁口の流速を計測し，圧較差を測定．
    AR：ARの重症度判定は胸骨左縁長軸像で行う．
7. **心尖部三腔像でパルスドプラ法**
    僧帽弁口で左室流入血流速波形を記録，左室拡張能を評価．
8. **組織ドプラ法の僧帽弁輪部移動速度の測定**
    左室拡張障害や左室拡張期圧上昇が疑われる例では必ず測定．
    左室流入血流速波形を記録したら，いつも計測するのもよい．
9. **心尖部四腔像・二腔像で左室駆出率の算出**
    左室壁運動異常を認める例では左室内腔をトレースし，modified Simpson法で左室駆出率を算出．
10. **下大静脈径の計測**
    右房拡大や右室・肺動脈圧上昇が疑われる例では必ず計測．

2 ドプラ法の基本

A ドプラ法とは

　ドプラ効果は，救急車のサイレンが近づいてくる時は高い音に，遠ざかる時は低い音に聞こえる現象として知られる。ドプラ法とは心臓内の血流に超音波をあて，反射してくる超音波のドプラ効果の程度より血流の流速や方向を調べる方法である。

B ドプラ法の種類

　ドプラ法には**パルスドプラ法**（pulsed Doppler），**連続波ドプラ法**（continuous wave Doppler），**カラードプラ法**（color-flow Doppler）の3つがある。通常まずカラードプラ法で心臓内の血流の様子や異常血流の有無を観察し，その上でパルスドプラ法または連続波ドプラ法で血流の流速を測定する。

1. パルスドプラ法（pulsed Doppler）

　パルスドプラ法は図2-1のように，断層像をモニターしながらsample volumeを心臓内の任意の部位に設定し，その部位の血流の流速を測定するのに用いる。sample volumeのサイズは大きいと血流信号は強くなるがノイズも増え，一般には2mm前後がよい。欠点としては，測定可能な最大流速が小さいために僧帽弁閉鎖不全症のような逆流ジェットは振り切れ（図2-2），逆向きの血流もあるように見える（**折り返し現象：aliasing**）。

　なおパルスドプラ法と連続波ドプラ法では探触子に対して向かってくる血流を上向き，遠ざかる血流は下向きに表示される。

I. 心エコー法の基礎

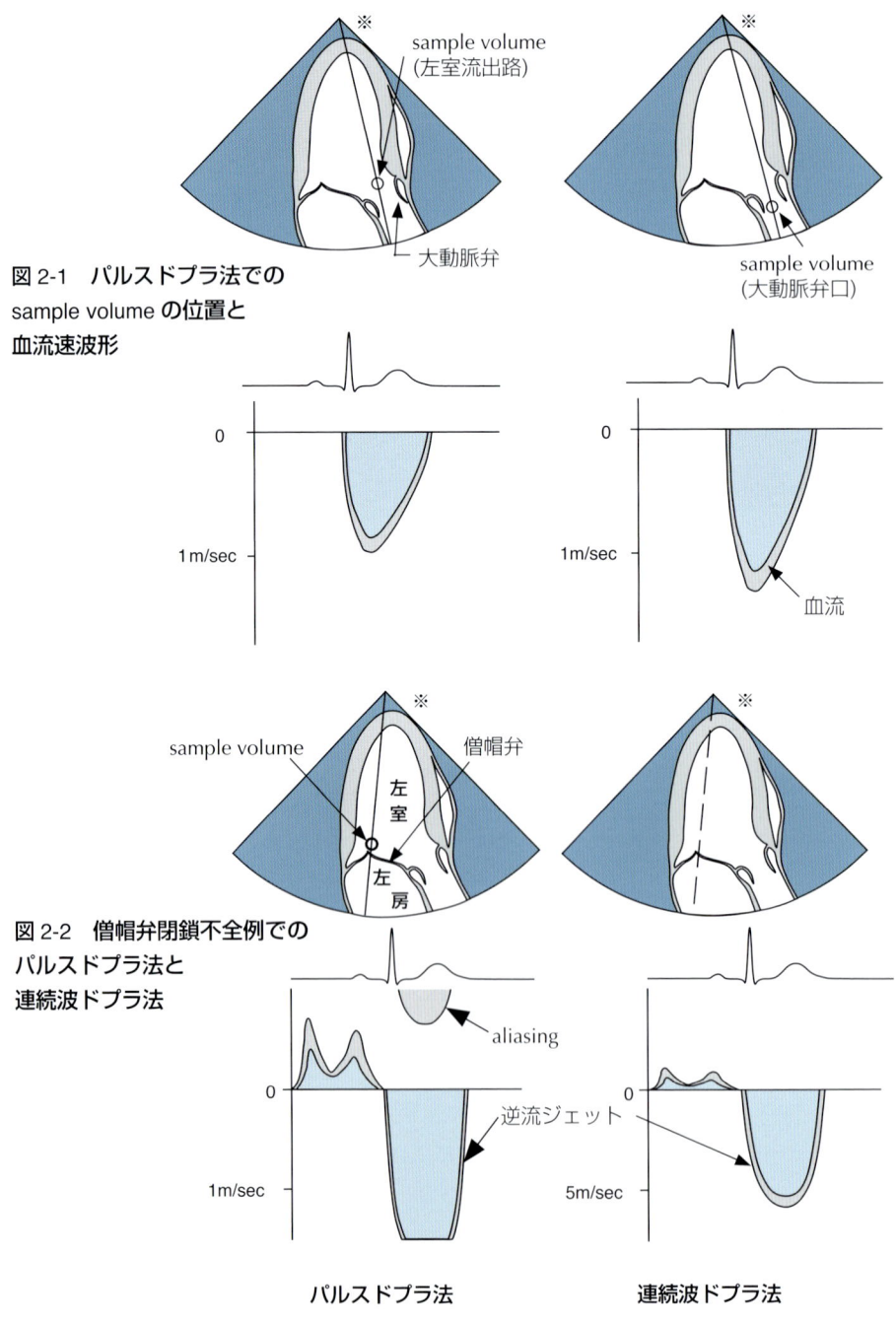

図 2-1 パルスドプラ法での sample volume の位置と血流速波形

図 2-2 僧帽弁閉鎖不全例でのパルスドプラ法と連続波ドプラ法

2. 連続波ドプラ法（continuous wave Doppler）

パルスドプラ法とは異なり，速い血流も測定可能で，僧帽弁閉鎖不全症のような逆流ジェット（図2-2）や大動脈弁狭窄症のような速い駆出血流の流速を測定するのに用いられる。ただし sample volume を設定できず，ビーム上のすべての血流が検出されることになる。

■ パルスドプラ法と連続波ドプラ法の注意点
1) まずはきれいな断層像を描出すること．きれいな断層像が得られないと血流も十分キャッチできない．
2) カラードプラ法で心臓内の血流を観察し，測定したい血流とビームの方向をできるだけ平行（20°以下）にする．90°に近づく程流速を過小評価したり，方向修正を用いても誤差が大きくなる．
3) gain と filter の調節：血流を検出したら，測定したい血流がはっきり見えるまで gain を上げ，その上で低速域のノイズを除去するために filter を用いる．

3. カラードプラ法（color-flow Doppler）

理論的にはパルスドプラ法を応用し，断層像のすべての部分に sample volume をおいて断層像とともに各部分の血流を色で同時表示した画期的方法である。一般には探触子に対して向かってくる血流を赤色，遠ざかる血流を青色とし，さらに速い血流ほど明るく表示される。また赤，青色とは別に血流の乱れの程度を緑色の混入で表し，大動脈弁閉鎖不全症の逆流ジェットなど乱流の部分は赤，青，黄緑色の混じったモザイク状に表示される（写真2-1）。

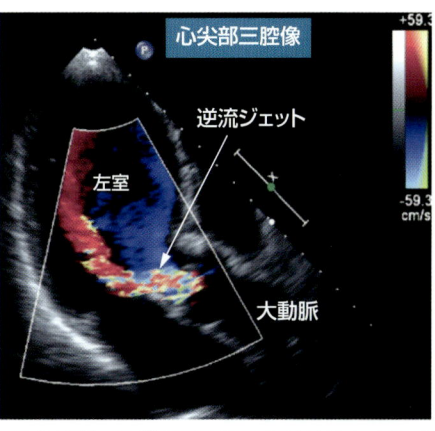

写真 2-1　大動脈弁閉鎖不全例（カラードプラ法）
大動脈弁閉鎖不全の逆流ジェットが左室内にモザイクとして認められる。

I. 心エコー法の基礎

■カラードプラ法の注意点
1) まずはきれいな断層像を描出すること．きれいな断層像が得られないと，血流もはっきりと色に表示されない．
2) パルスドプラ法と同様に，観察したい血流とビームの方向が 90°近くにならないようにする．当然ビームの方向と直行する血流はカラードプラ法でも色付かない．
3) 適切な gain 設定：少しずつ gain を上げ，通常赤または青色で表される左室や大動脈などの正常な血流に白いノイズが出現する少し前が適切である．僧帽弁閉鎖不全症のような逆流ジェットでは適切な程度まで gain を上げないと逆流の程度を過小評価し，逆に上げ過ぎると過大評価はしないがノイズで見にくくなり，適切な gain 設定が重要である．
4) カラードプラ法はパルスドプラ法を応用しているため，逆流ジェットの流速の速い部分は測定限度（Nyquist limit）を超えて振り切れてしまい，逆向きの血流の色に表示される点は覚えておく必要がある．なお Nyquist limit は通常 50～60 cm/sec に設定する．

C パルスドプラ法・連続波ドプラ法の正常血流速波形

1. 探触子の位置

血流を記録する上ではビームと血流の方向をできるだけ平行にするのが原則であり，探触子の位置は必然的に決まってくる．
1. 大動脈弁口の血流：心尖部または胸骨上窩
2. 僧帽弁口の血流：心尖部
3. 肺動脈弁口の血流：胸骨左縁
4. 三尖弁口の血流：心尖部または胸骨左縁

2. 正常血流速波形

大動脈弁と肺動脈弁における心室駆出血流は収縮中期にピークをもつ一相性の収縮期血流であり，僧帽弁と三尖弁の心室流入血流は拡張早期（early diastole：E）と心房収縮期（atrial systole：A）にピークを持つ二相性の拡張期血流である．
1. **大動脈弁口の血流**（図 2-3）：正常 0.9～1.7 m/sec
2. **僧帽弁口の血流**（図 2-4）：
   正常では 0.6～1.3 m/sec（E 波），E 波＞A 波

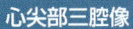

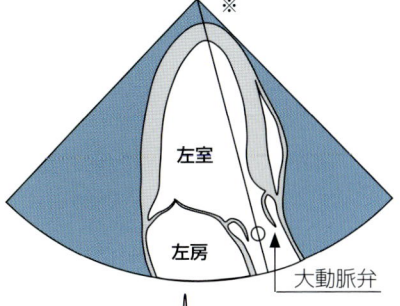

図 2-3　大動脈弁口の血流速波形

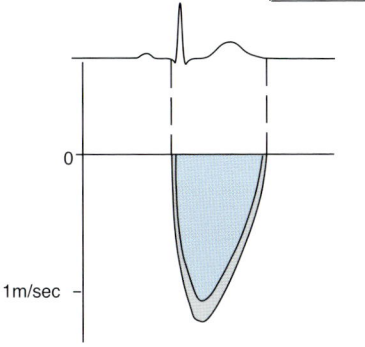

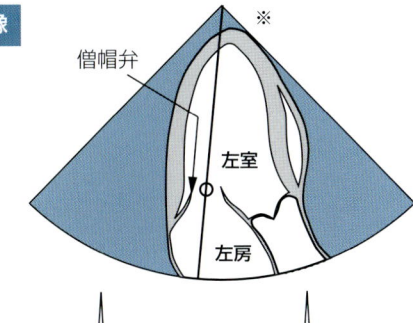

図 2-4　僧帽弁口の血流速波形

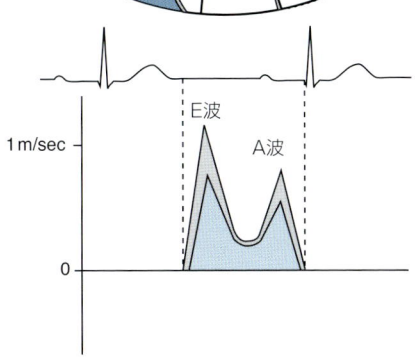

I. 心エコー法の基礎

胸骨左縁短軸像

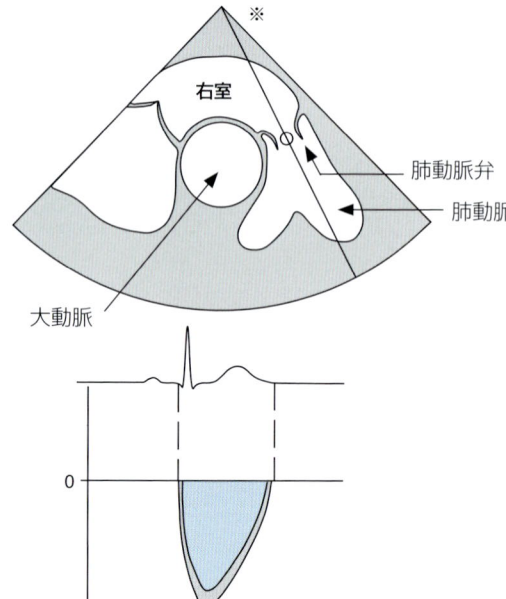

図 2-5 肺動脈弁口の血流速波形

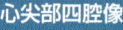

心尖部四腔像

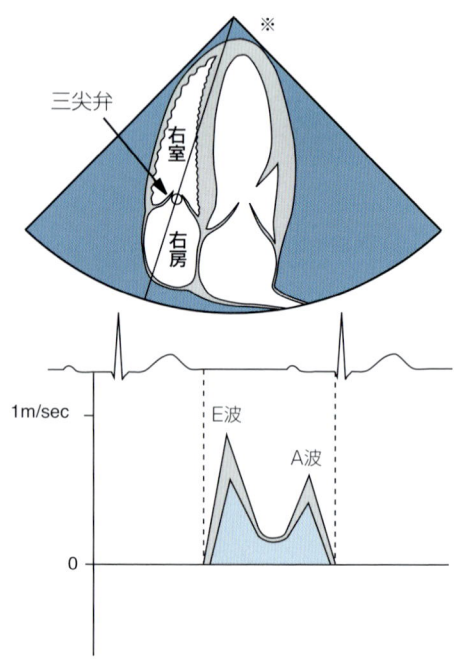

図 2-6 三尖弁口の血流速波形

3. 肺動脈弁口の血流（図 2-5）：正常 0.5〜1.0 m/sec
4. 三尖弁口の血流（図 2-6）：
   正常では 0.3〜0.7 m/sec（E 波），E 波＞A 波

D 圧較差（Pressure Gradient：ΔP）

1. 圧較差の推測

連続波ドプラ法を用いて測定した狭窄弁口の血流速度 V（m/sec）より圧較差 ΔP（mmHg）を推測できる。

ベルヌーイの簡易式より

$$\Delta P = 4 \times V^2$$

たとえば，大動脈弁狭窄症において大動脈弁口の血流速度が 4 m/sec ならば 4×4^2 で 64 mmHg の圧較差があると推測できる。ただしドプラ法では瞬時の最大圧較差を算出しており，図 2-7 のように心臓カテーテル検査の peak to peak 圧較差とは厳密には同一でないが，両者の相関は非常によい。

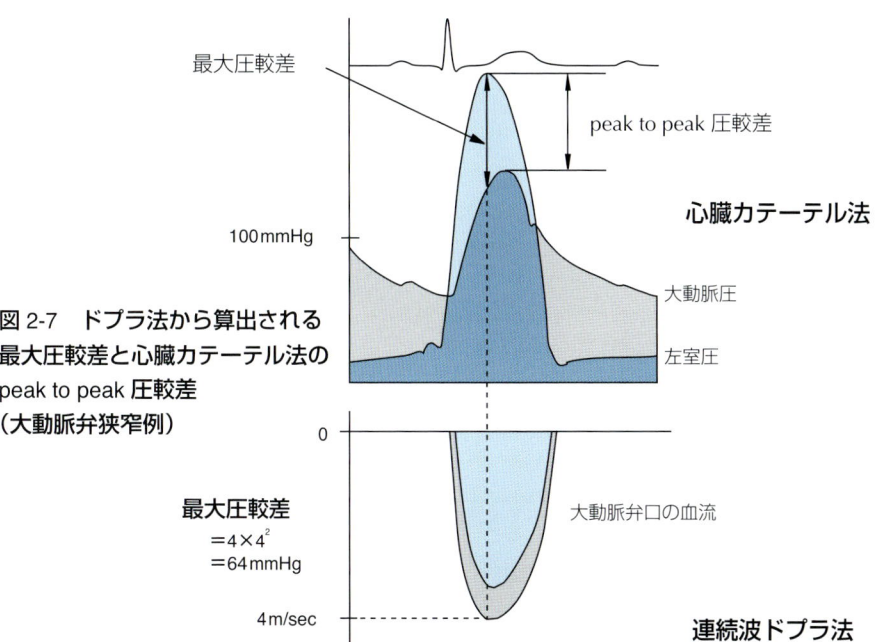

図 2-7 ドプラ法から算出される最大圧較差と心臓カテーテル法の peak to peak 圧較差（大動脈弁狭窄例）

I. 心エコー法の基礎

2. 心内圧の推測

三尖弁閉鎖不全症のような弁逆流の血流速度は心臓内の圧較差を反映し，ベルヌーイの簡易式を応用して心内圧が推測できる。特に三尖弁閉鎖不全の逆流波流速による肺動脈圧の推測は日常臨床でよく用いる。

1. **肺動脈圧（収縮期）**（図 2-8）
   ＝右室圧（収縮期）
   ＝4×（三尖弁閉鎖不全の逆流波流速）^{2}＋右房圧
   右房圧は5 mmHgと仮定して計算するが，
   下大静脈の拡大（＞17 mm）または呼吸性変動の減少（＜50％）を認める例では10 mmHgとする。

2. **肺動脈楔入圧**（図 2-9）
   ＝肺動脈圧（拡張期）
   ＝4×（肺動脈弁閉鎖不全の拡張末期逆流波流速）^{2}＋右室拡張末期圧
   ＝4×（肺動脈弁閉鎖不全の拡張末期逆流波流速）^{2}＋右房圧
   右房圧は5 mmHgとし，下大静脈の拡大または呼吸性変動の減少を認める例では10 mmHgとする。
   なお肺動脈弁閉鎖不全の逆流波流速は拡張末期で測定する点に注意する。

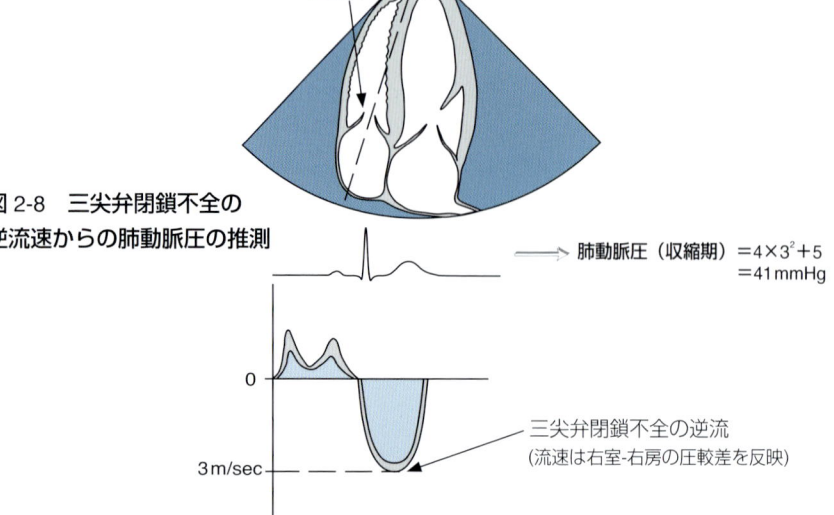

図 2-8 三尖弁閉鎖不全の逆流速からの肺動脈圧の推測

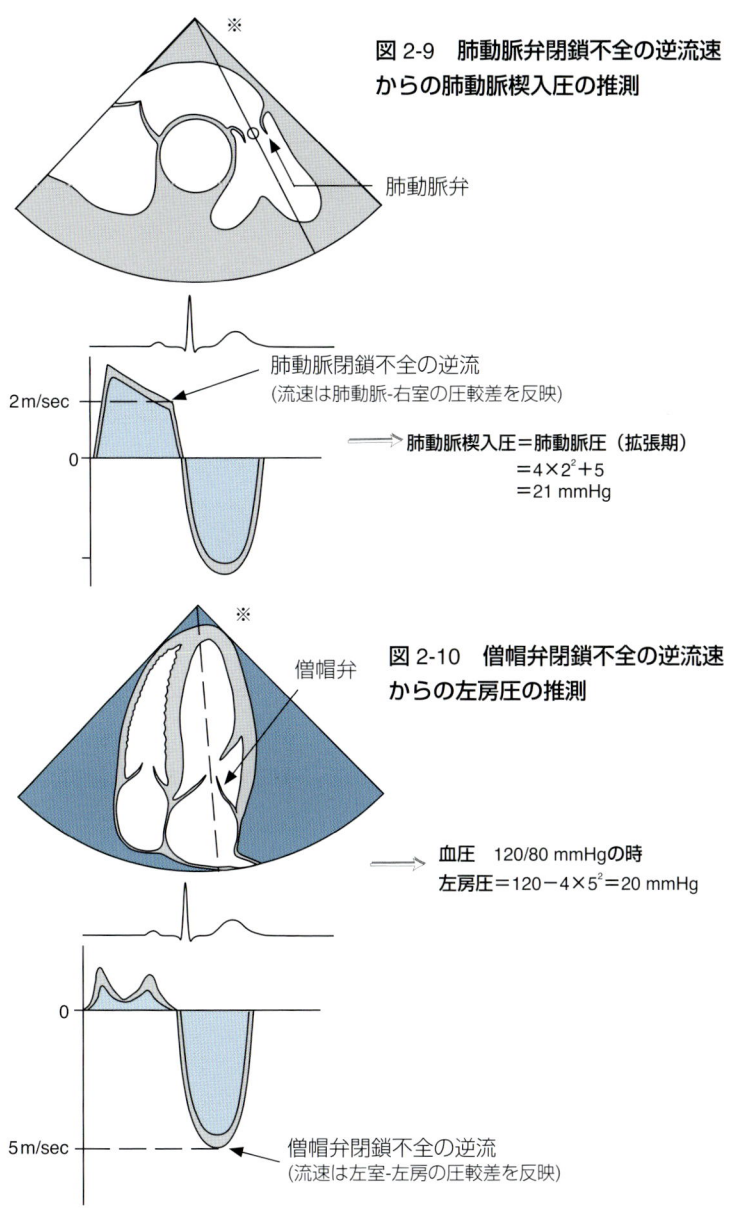

図 2-9 肺動脈弁閉鎖不全の逆流速からの肺動脈楔入圧の推測

肺動脈弁

肺動脈閉鎖不全の逆流
(流速は肺動脈-右室の圧較差を反映)

肺動脈楔入圧＝肺動脈圧（拡張期）
$= 4 \times 2^2 + 5$
$= 21$ mmHg

図 2-10 僧帽弁閉鎖不全の逆流速からの左房圧の推測

僧帽弁

血圧 120/80 mmHgの時
左房圧＝$120 - 4 \times 5^2 = 20$ mmHg

僧帽弁閉鎖不全の逆流
(流速は左室-左房の圧較差を反映)

3. **左房圧**（図 2-10）

＝左室圧（収縮期）－$4 \times$（僧帽弁閉鎖不全の逆流波流速）^{2}

＝**血圧（収縮期）－$4 \times$（僧帽弁閉鎖不全の逆流波流速）^{2}**

I. 心エコー法の基礎

E 心拍出量の算出

パルスドプラ法を利用して1回拍出量（stroke volume）と心拍出量（cardiac output）を算出できる。ある断面を通る血流量はその血流速波形の面積（time-velocity integral：TVI）に断面積をかけることで算出される。

> 1回拍出量（mL）＝血流速波形の面積（TVI）×断面積

TVIはパルスドプラ法で測定したい部位にsample volumeをおき、得られた血流速波形をトレースして求められ、断面積は断層法で直径を計測し、$\pi \times (直径／2)^2$ すなわち $0.785 \times 直径^2$ で求められる。心拍出量（mL/min）は1回拍出量に心拍数を掛ければよい。通常は図2-11のように、左室流出路の血流速は心尖部三腔像で2～3mmサイズのサンプルボリュームを大動脈弁直下に置いて測定し、左室流出路径は胸骨左縁長軸像にて計測する。

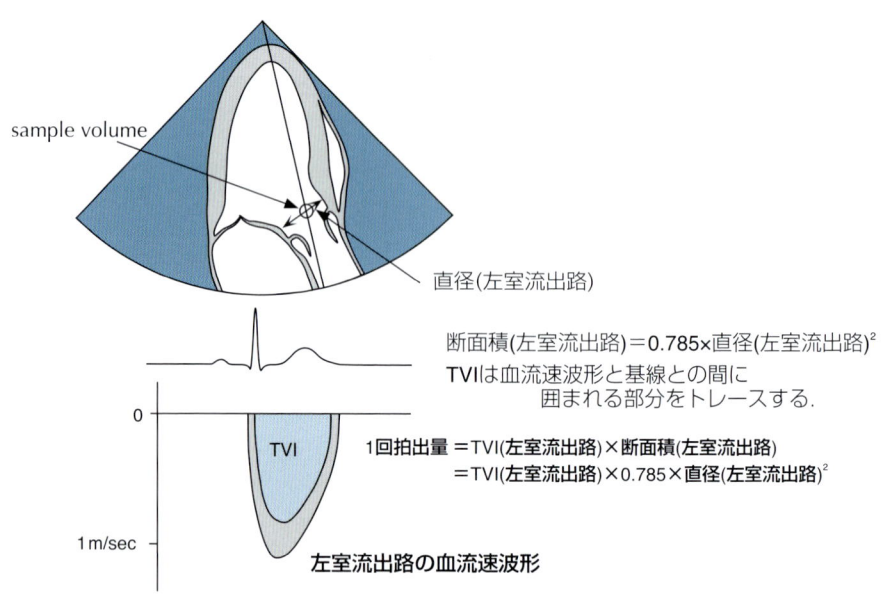

図2-11 左室流出路での1回拍出量の算出

■測定上の注意点
1) 正確な血流速波形を得るには血流とビームの方向を可能な限り平行にする．そのため左室流出路の血流速は心尖部三腔像を用い，その上で必要なだけ角度補正を使用して測定する．
2) 断面積の算出では断面を円形と仮定するため，血流に垂直な断面の正確な直径の計測が必要である．断面積は直径を二乗して計算するので，直径の測定が大きな誤差になる．測定誤差を少なくするため，測定部位を拡大して計測するとよい．なお左室流出路の直径は収縮中期に胸骨左縁長軸像で測定する．

F 左室拡張能の評価

心不全の約 30％は左室収縮能が正常で拡張能障害のみとされ，左室拡張能の評価が重要視されている。心エコーではパルスドプラ法による左室流入血流速波形から拡張能を推測できる。

左室流入血流速波形は**拡張早期（E）波**と**心房収縮期（A）波**の2つより成る（図2-12）。健常者ではE波の血流速はA波より速く，E／A比は1以上で，E波減速時間（deceleration time）は150〜250 msecだが，拡張能が障害されると以下の3つのパターンを呈す（図2-13）。

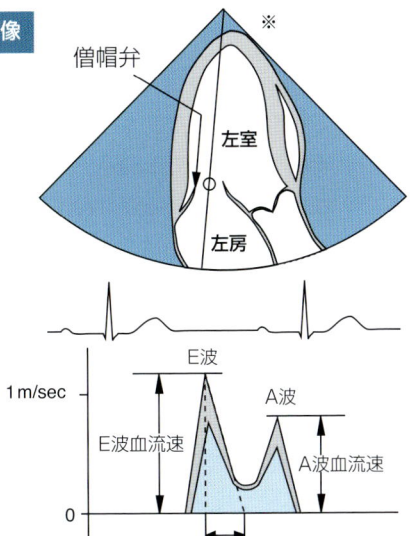

図 2-12 左室流入血流速波形の計測

I. 心エコー法の基礎

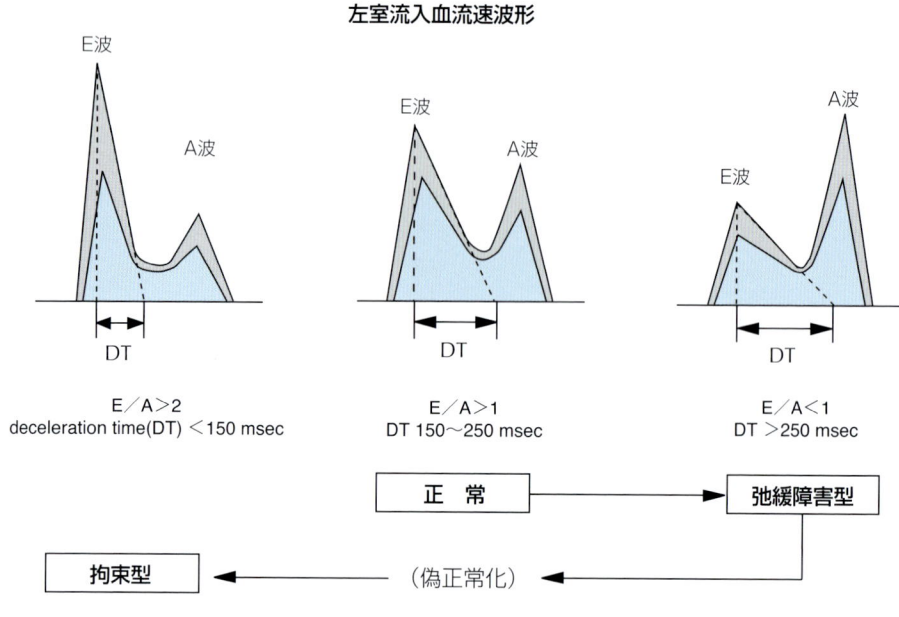

図 2-13 左室拡張能障害のパターン

1. **弛緩障害型**(abnormal relaxation)：肥大型心筋症や高血圧例では左室拡張能が障害されると左室への拡張早期流入は減少し，代償的に心房収縮期の血流が増加する。そのため左室流入血流速波形ではE波が低下し，A波が増大してE／A比は1未満となり，E波減速時間も延長（＞250 msec）する。

2. **拘束型**(restriction)：拘束型心筋症では非常に堅くなった左室への流入は拡張早期に急速流入し，その後突然停止してしまう。そのため心臓カテーテル検査の左室圧測定では"dip and plateau（$\sqrt{\ }$）"型波形を示し，左室流入血流速波形ではE波は著明に増大しA波は低下する。E／A比は1より著明に大（＞2）となり，E波減速時間は短縮（＜150 msec）する。

3. **偽正常化**(pseudonormalization)：拡張能障害の進行に伴い，弛緩障害型から拘束型に移行する過程で一見正常のような波形を示す時期があり，偽正常化と呼ぶ。

■注意点：
1) 左室流入血流速波形は sample volume の位置で多少異なり，僧帽弁の弁輪部では弁尖部に比して E 波は低く，A 波は高くなる．通常は弁尖部にて左室流入血流速波形を記録する．
2) 健常者でも加齢とともに弛緩障害型を示し，E／A 比は 50 歳代でほぼ 1，60 歳代では 1 未満になる．弛緩障害型波形を認めた場合，その程度や病因を考えるには年齢を加味する必要がある．
3) 拘束型波形（E／A 比＞2）は左室収縮能低下例でも認められ，その際は左房圧上昇（≧20 mmHg）を示唆するとされる．

E／A 比＞2 かつ左室収縮能低下（EF＜40％）→ 左房圧≧20 mmHg

G 組織ドプラ法の僧帽弁輪部移動速度

　近年，心筋のドプラ信号を表示する組織ドプラ法（tissue Doppler imaging：TDI）を用い，パルス組織ドプラ法でサンプルボリューム内の心筋の瞬時最大移動速度が計測できるようになった。僧帽弁輪は左室収縮期には心尖部方向，拡張期には心基部方向に動く。心尖部四腔像でサンプルボリュームを僧帽弁輪部において僧帽弁輪部移動速度を計測すると（写真 2-2），左室収縮期に S' 波，左室拡張期に拡張早期波 E' 波と心房収縮期波 A' 波が得られる。左室流入血流速波形の E 波と組織ドプラ法の E' 波の比 E／E' は左室拡張期圧（左房圧）と正相関することが示され，左室拡張期圧の推測に日常診療で用いられるようになった。

E／E'比≧15 → 左房圧上昇（＞12 mmHg）

■ポイント
1) 僧帽弁輪部移動速度の計測では心尖部四腔像にて 8～10 mm サイズのサンプルボリュームを僧帽弁輪部（中隔側）におく．なお僧帽弁輪部でも中隔側より側壁側の方が大のため，測定は中隔側で行う．
2) 正常の E'波は 8 cm/sec 以上で，A'波より E'波が大である．
3) E／E'＜8 なら左房圧は正常と推測され，左室流入血流速波形における偽正常化波形と正常波形の鑑別にも役立つ．E／E'比は簡単に計測でき，左室流入血流速波形で E／A 比を計測した時は僧帽弁輪部移動速度も記録して E／E'比も算出しておく．

I. 心エコー法の基礎

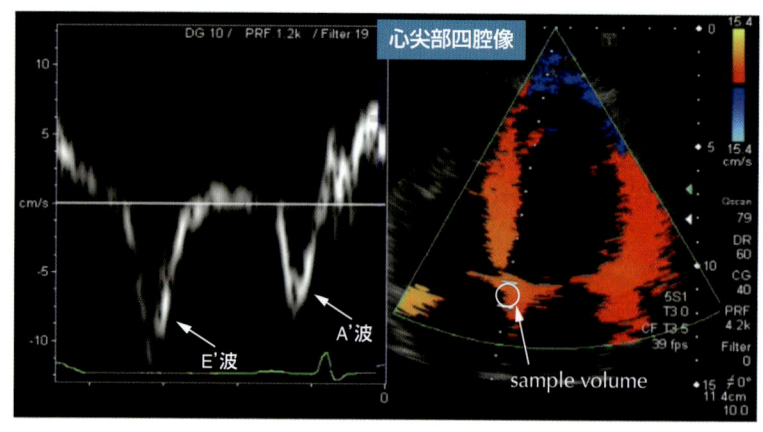

写真 2-2　組織ドプラ法による僧帽弁輪部移動速度の計測
サンプルボリュームを僧帽弁輪部において僧帽弁輪部移動速度を計測すると，左室拡張期に拡張早期波 E′波と心房収縮期波 A′波が得られる．

H　TEI index

　　TEI index（total ejection isovolume index）は左室収縮能と拡張能の両方を反映する左室機能の指標とされている。心不全では ICT と IRT は延長，ET は短縮するため，TEI index は増大する。測定は簡単で，パルスドプラ法で左室流入血流（僧帽弁口）と左室流出血流（大動脈弁口）の血流速波形を記録し，図 2-14 のように計測する。しかしまだ一般的指標とはいえず，通常は測定しない。

TEI index ＝（ICT＋IRT）／ET
＝（a−b）／b

正常値（左室）：0.34〜0.44
ICT：等容収縮時間（isovolumic contraction time）
IRT：等容弛緩時間（isovolumic relaxation time）
ET：駆出時間（ejection time）

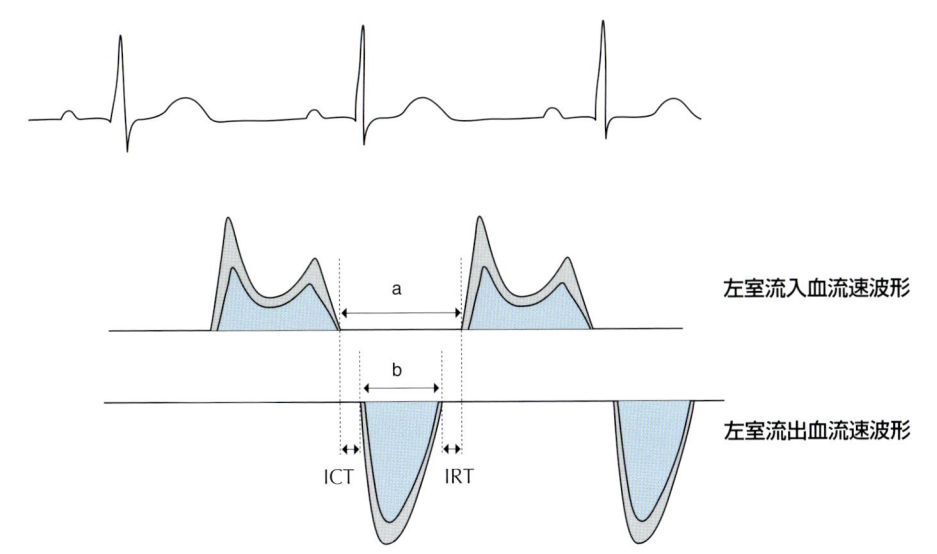

左室流入血流速波形でaを計測し，左室流出血流速波形でbを計測．

TEI index＝(a−b)／b

図 2-14　TEI index の計測

■ポイント：
1) 心不全の多くは収縮不全と拡張不全が共存するためにこの指標が注目され，TEI index≧0.47 は心不全の存在または発症を予測するとされている．
2) 左室拡張能の評価において左室流入血流速波形の E／A 比が正常の時，偽正常化かどうか判断する上でこの TEI index も有用である．

newLearners'
Technical guide to Echocardiography

II. 疾患各論
Echocardiographic feartures in Heart diseases

II. 疾患各論

Valvular Heart Disease：VHD

3 弁膜症

A 僧帽弁狭窄症（Mitral Stenosis：MS）

1. 病因

ほとんどが**リウマチ熱**（rheumatic fever）による。

■リウマチ熱
　A群β型溶血連鎖球菌の感染により心内膜炎，心筋炎をおこし，その結果として僧帽弁を中心とした弁膜症をきたす．通常小児期にかかり，再燃を繰り返して増悪するが，近年抗生剤の使用でリウマチ熱は激減し，根治可能となって後遺症としての弁膜症も減少した．

2. 病態

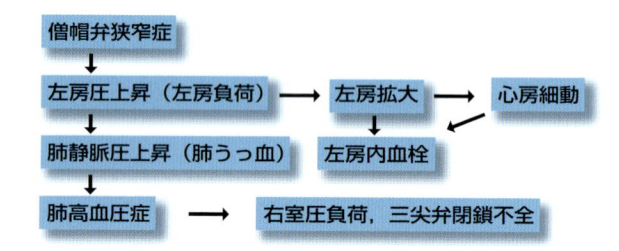

```
僧帽弁狭窄症
    ↓
左房圧上昇（左房負荷） → 左房拡大 → 心房細動
    ↓                      ↓       ↗
肺静脈圧上昇（肺うっ血）    左房内血栓
    ↓
肺高血圧症 → 右室圧負荷，三尖弁閉鎖不全
```

3. 心電図

著明な左房負荷所見（V1の陰性P波＞1mm^2）を示すが，左室肥大所見は伴わない．成人例では心房細動を併発していることが多い．

■ポイント
　初めて心房細動を指摘された例では左房内血栓の有無と基礎心疾患の検索のために心エコー図検査が依頼されることが多い．その際は基礎心疾患として僧帽弁疾患の存在を見逃さないように注意する．

弁膜症（VHD） 3

胸骨左縁長軸像

図中ラベル: doming／弁尖の肥厚・石灰化（主に先端）／左室／前尖／左房／後尖／左房内血栓／restricted posterior leaflet

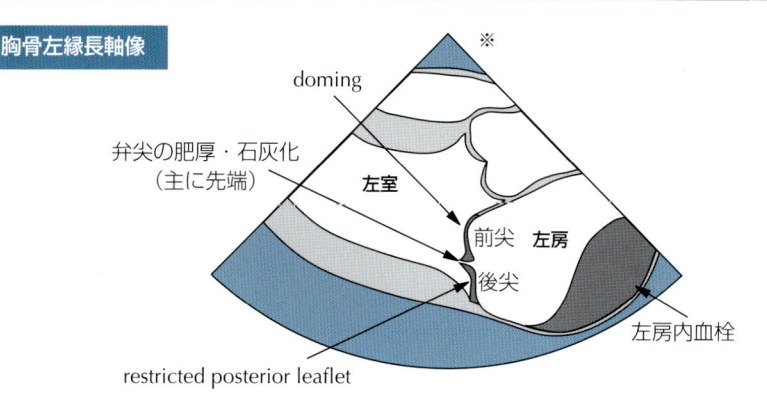

図 3-1　リウマチ性僧帽弁狭窄の特徴的所見

4. 断層法（図 3-1）

1. **弁尖の肥厚（thickening）と石灰化（calcification）**：弁尖は先端を中心に厚くなり、エコー輝度も亢進する。石灰化すると shadow を引く。リウマチ性変化は僧帽弁の弁尖から乳頭筋の方向に組織的変化が進むのが特徴である。

2. **後尖の可動性低下（restricted posterior leaflet）**：胸骨左縁長軸像にて後尖は左室後壁に対して直角に突出し、拡張期にもあまり動かなくなる。

3. **前尖の拡張期ドーミング（diastolic doming）**：前尖と後尖の先端が癒着して離れないため、拡張期に前尖が「く」の字状になる。しかし弁の石灰化がひどくなると doming は消失する。

2 と 3 の所見はリウマチ性 MS に特徴的である。

4. **弁口面積の減少（decreased mitral valve area）**：胸骨左縁短軸像で最小となるような弁口を描出し、図 3-2 のように弁口の内周をトレースして弁口面積を計測する。断層法による弁口面積の計測は心臓カテーテル検査による計測値とよく相関するが、弁の石灰化の強い例など 10% の例では計測困難となる。

II. 疾患各論

胸骨左縁短軸像

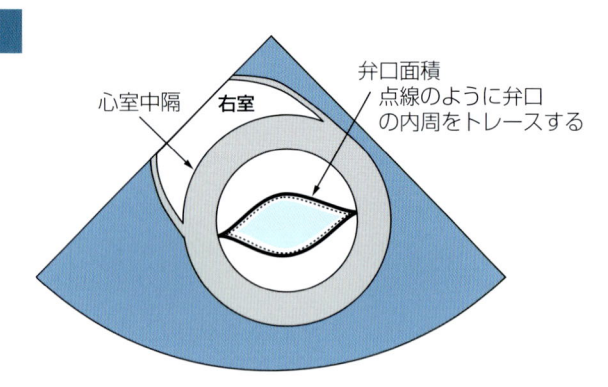

図3-2　弁口面積の計測

■弁口面積測定の注意点
1) gain設定は重要で，gainを上げ過ぎるとより重症と誤診しやすい．特に石灰化の強い例ではshadowを引いてより重症に測定されやすい．
2) 断面が弁口をうまくとらえられずに左房側にずれて測定すると，弁口面積を過大評価してより軽症と誤診してしまう．
3) 弁の開閉は左室機能にも影響されるため，左室収縮能低下例ではより重症と誤診しやすい．
4) 弁口面積の測定では少なくとも3〜5回は計測する（特に心房細動例）．
5) 弁口面積は断層法だけでなく，後で述べるpressure half timeによる測定も考慮して判断する．

■弁口面積と重症度

狭窄度	弁口面積
正常	4.0〜6.0 cm^2
軽度（mild）	1.5〜2.0 cm^2
中等度（moderate）	1.0〜1.5 cm^2
重症（severe）	<1.0 cm^2

（2.0 cm^{2}以下になると左房－左室間拡張期圧較差が出現）

弁膜症（VHD）

■経皮経管的僧帽弁交連切開術
（percutaneous transluminal mitral commissurotomy：PTMC）の可否

　息切れなどの症状のある中等度〜重症の MS は PTMC の適応となる．心エコーにて弁尖の可動性，肥厚，石灰化および弁下部病変の程度を各々1〜4点の4段階で評価し，合計点（最高16点）が8点以下ならば PTMC は可能とされ，中等度以上の MS では PTMC の可否をチェックする．しかし9点以上もしくは左房内血栓や中等度以上の僧帽弁閉鎖不全（MR）のある例では PTMC は不適とされ，外科的治療の適応となる．

弁尖の可動性	弁尖の肥厚
1：弁尖の先端のみ癒着	1：軽度肥厚のみ（4〜5 mm）
2：弁腹まで可動性の低下あり	2：弁腹まで肥厚が及ぶ
3：弁尖の基部のみ可動性あり	3：弁尖全体が肥厚（5〜8 mm）
4：ほとんど弁尖は動かず	4：弁尖全体が著明に肥厚（>8 mm）

弁尖の石灰化	弁下部病変（腱索の肥厚）
1：弁尖の一部のみ	1：弁尖との付着部にのみ軽度肥厚
2：弁尖の辺縁に石灰化が散在	2：肥厚は腱索の 1/3 の長さまで及ぶ
3：弁腹まで石灰化あり	3：肥厚は腱索の 2/3 の長さまで及ぶ
4：弁尖全体に石灰化あり	4：腱索の肥厚は乳頭筋まで及ぶ

5. **二次的所見**
    a. **左房拡大**（LA dilatation）：M モード法で左房径 4.2 cm 以上．
    b. **左房内血栓**（LA thrombus）：特に心房細動例では高率に合併するため左房内をよく観察する必要があるが，検出率は低い（40％）．最も血栓ができやすい左心耳は特に描出困難であるが，経食道心エコーでは 100％描出できる．
    c. **肺高血圧所見**：慢性重症例では右室圧負荷所見である心室中隔扁平化や三尖弁閉鎖不全症（TR）をきたす．TR を認めたら，TR の逆流波の流速から肺動脈圧を推測する．

■経食道心エコー（transesophageal echocardiography：TEE）

　食道と左房は近接するため，TEE では僧帽弁と左房内を鮮明に描出できる．そのため，PTMC の可否を判断する上で重要となる弁尖と弁下部病変の程度を詳細に把握できる．左房内血栓も 100％描出可能とされ，血栓の存在は PTMC の禁忌となる．経胸壁心エコーで PTMC の適応と判定された例および適応か迷う例では TEE を行うべきである．

II. 疾患各論

5. ドプラ法

1. **僧帽弁口血流速の増大**：MSでは僧帽弁口の血流速はE波，A波ともに増大するが，多くの例では心房細動を併発しており，A波はない。前述のように，$\Delta P=4\times V^2$ の式より左房－左室間の拡張期圧較差は僧帽弁口血流速より推測できる。弁口血流速2m/secなら4×2^2で16 mmHgの圧較差（瞬時の最大圧較差）があると推測される。さらに最近の装置では僧帽弁口の血流速波形をトレースすると自動的に平均圧較差も算出される。平均圧較差＞10 mmHgでは重症MS，5～10 mmHgは中等度MS，＜5 mmHgは軽度MSを示唆する。

2. **pressure half time（PHT）による弁口面積の算出**：pressure half timeとは左房－左室間の圧較差が1/2になるまでの時間で，弁口面積との間に相関関係がある。僧帽弁口の血流速波形で図3-3のようにE波の減速時間（deceleration time）を測定すれば簡単に計算できる。重症ほどE波のピークは高く，それに続く減速は緩徐となり，deceleration timeは延長する。多くの心エコー装置ではE波のピークとそれに続くE波の減速の傾きを指定すればdeceleration timeだけでなくPHTと弁口面積も自動で計算される。

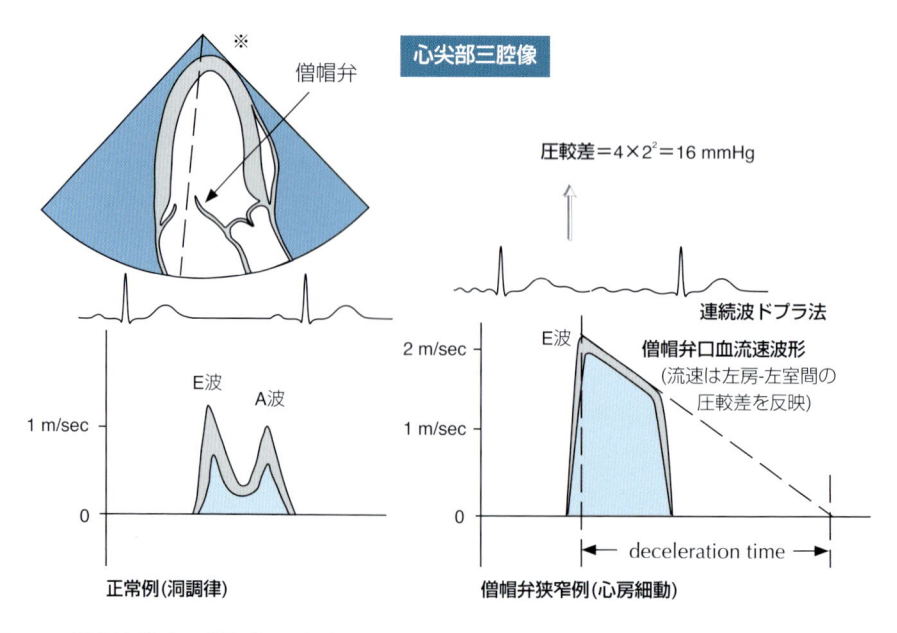

図3-3 僧帽弁狭窄の僧帽弁口血流速波形とdeceleration timeの測定

弁膜症（VHD） 3

僧帽弁口面積（cm²） ＝220／pressure half time
　　　　　　　　　　＝220／0.29×deceleration time
　　　　　　　　　　＝760／deceleration time（msec）

■pressure half time 測定の注意点
1) 正確な測定にはしっかりした僧帽弁口の血流速波形を記録する必要がある．まずはきれいな心尖部断面像を描出し，カラードプラ法で僧帽弁口の血流を観察した上で連続波ドプラ法で記録する．
2) E波のピークが一部だけ角状に突出した血流速波形では，そのピークを含まずにその後のE波の減速の傾きで計測する．
3) 心房細動例では少なくとも連続3〜5心拍の平均をとる必要がある．
4) 中等度以上の大動脈弁閉鎖不全（AR）では左室拡張期圧の上昇のためPHTは短縮して弁口面積を過大評価し，中等度以上の僧帽弁閉鎖不全（MR）では増加する僧帽弁口血流のためにPHTは延長して弁口面積を過小評価しうる点は注意を要する．
5) PHTは心拍数の影響も受け，心拍数が遅いと延長する傾向にある．

■僧帽弁狭窄症（MS）の心エコー検査の Key Points

▽断層法：
1. **リウマチ性変化に特徴的所見の有無をチェック**
   僧帽弁の弁尖は先端を中心に肥厚．
   前尖の拡張期 doming と後尖の可動性低下．
2. **左房内血栓の有無**
3. **弁口面積の計測**
   胸骨左縁短軸像で最小となる弁口の内周を3〜5回トレース．
   弁口面積＜1.0 cm² を高度 MS，1.0〜1.5 cm² を中等度 MS．
   中等度以上の MS では PTMC の可否（≦8点）もチェック．

▽ドプラ法：
1. **左房－左室間の拡張期平均圧較差**
   僧帽弁口の血流速波形をトレースして平均圧較差を算出．
   平均圧較差＞10 mmHg は重症 MS，5〜10 mmHg は中等度 MS．
2. **pressure half time による弁口面積の算出**
   弁口面積は断層法だけでなく PHT からの値も考慮して判断．
   弁口面積（cm²）＝220／PHT（msec）
3. **肺高血圧の評価**
   TR の逆流波流速から肺動脈圧（収縮期）を推測．
   肺動脈圧＝4×（TR の逆流波流速）²＋右房圧（5〜10 mmHg）

Ⅱ. 疾患各論

B 僧帽弁閉鎖不全症（Mitral Regurgitation：MR）

1. 病因
1. リウマチ性：リウマチ熱（rheumatic fever）
2. 非リウマチ性：僧帽弁逸脱（mitral valve prolapse：MVP）
　　　　　　　　乳頭筋機能不全（papillary muscle dysfunction）
　　　　　　　　tethering
　　　　　　　　感染性心内膜炎（infective endocarditis：IE）
　　　　　　　　僧帽弁輪部石灰化（calcified mitral annulus）

2. 病態

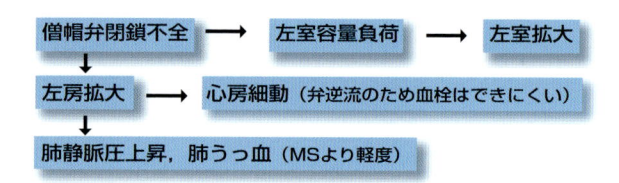

僧帽弁閉鎖不全 → 左室容量負荷 → 左室拡大
↓
左房拡大 → 心房細動（弁逆流のため血栓はできにくい）
↓
肺静脈圧上昇，肺うっ血（MSより軽度）

3. 心電図

左房負荷所見（V1 の陰性 P 波＞1mm^2）または心房細動を認める。左室肥大所見（SV1＋RV5,6＞35mm）を満たすことが多いが，ST 変化は軽度である。重症になると左室拡大所見（RV6／RV5＞1）も満たす。

4. 断層法
1. **左房拡大**（LA dilatation）：M モード法で左房径 4.2 cm 以上。左房拡大がある時はカラードプラ法で MR の有無を必ずチェックする。
2. **左室拡大**（LV dilatation）：M モード法で左室拡張末期径 5.5 cm 以上。左室拡大をきたす MR は中等度以上である。
3. **MR をきたした原因疾患の鑑別**：カラードプラ法で MR を検出したら断層法で原因疾患を同定する。特に胸骨左縁長軸像で探触子を左右に振って僧帽弁をよく観察する。
    a. **リウマチ熱**：僧帽弁の弁尖の先端を中心とした肥厚と前尖の拡張期ドーミング（doming）が特徴的。多くは MS を合併する。
    b. **僧帽弁逸脱**：胸骨左縁長軸像で僧帽弁が弁輪線を越えて左房内に膨隆。一部腱索の断裂を伴っていることも多い。

弁膜症（VHD） 3

c. **乳頭筋機能不全**：乳頭筋の線維化（多くは心筋梗塞例）で起こる。
d. **tethering**：著明な左室拡大（拡張型心筋症や広範な心筋梗塞）が起ると，乳頭筋が外側に変位するとともに，腱索が弁尖を心尖部方向へ牽引するため，弁尖がうまく接合できなくなる。近年，左室拡大例における MR の主な原因と考えられている。
e. **感染性心内膜炎**：弁尖の左房側に付着した疣贅（vegetation）を認める。治癒に伴って vegetation のエコー輝度は亢進する。
f. **僧帽弁輪部石灰化**：加齢に伴うもので，高齢者で高率に認める。後方弁輪部（僧帽弁後尖と左室後壁との移行部）を中心とするが，前方弁輪部や大動脈弁にも石灰化をきたすことが多い。MR を多く合併するが，重症 MR は稀である。

5. **ドプラ法**

   1. **左房内への僧帽弁逆流ジェット**（MR jet）：MR の診断には左室収縮期に左房内への逆流ジェットの検出が必須である。カラードプラ法では左房内にモザイクを伴う青色の僧帽弁逆流ジェットとして描出される。1 断面像のみでは検出できないこともあるため，MR の存在が疑われたら心尖部四腔像，三腔像および胸骨左縁長軸像でチェックする。
   2. **MR の重症度判定**（図 3-4）：カラードプラ法でモザイクだけでなく青色部分を含めた MR jet の広がりから重症度を判定するが，左室造影の重症度ともよく相関するとされる。心尖部四腔像，三腔像および胸骨左縁長軸像にて MR jet の範囲をトレースしてその面積（MR jet area）を計測し，その最大値（maximum MR jet area）より重症度を判定する（写真 3-1）。なお MR jet area は流速の測定限度（折り返し速度）である Nyquist limit の影響を受けるため，MR の重症度判定を行う時は通常の Nyquist limit の 50〜60 cm/sec に設定しておく。

maximum MR jet area	$<4\,cm^2$	mild（軽度）
	$4〜8\,cm^2$	moderate（中等度）
	$>8\,cm^2$	severe（重症）

II. 疾患各論

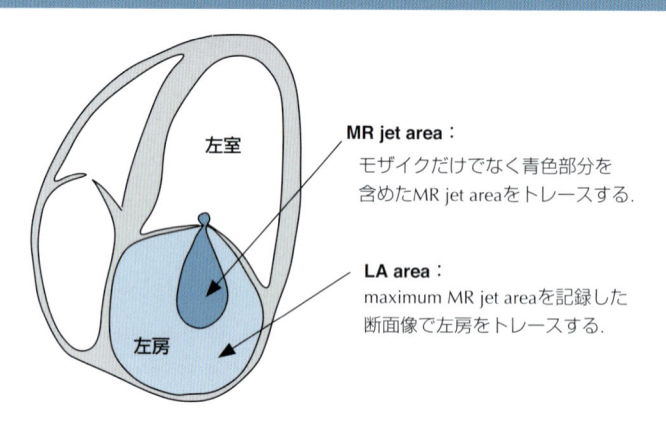

図3-4 僧帽弁閉鎖不全の重症度判定（カラードプラ法）

MR jet area：モザイクだけでなく青色部分を含めたMR jet areaをトレースする．

LA area：maximum MR jet areaを記録した断面像で左房をトレースする．

さらにmaximum MR jet areaを計測した断面像で左房をトレースし，左房の面積（LA area）を計測する（写真3-1参照）。そしてmaximum MR jet areaとLA areaの比からも重症度を判定する。左房が大きいほどMR jet areaも大きくなりやすく，LA areaが測定困難のこともあるが2つの方法で重症度判定を行うとよい。

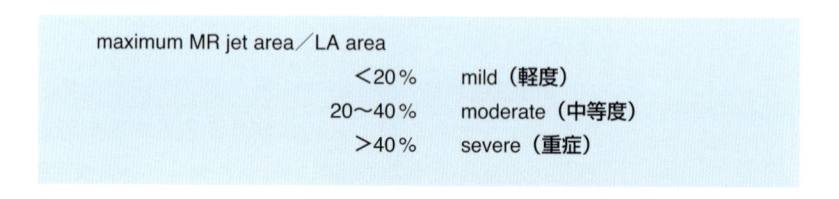

maximum MR jet area／LA area
　　　　＜20％　　mild（軽度）
　　　20〜40％　　moderate（中等度）
　　　　＞40％　　severe（重症）

写真3-1　僧帽弁閉鎖不全例（カラードプラ法）
重症度を判定するには、写真のようにMR jet areaをトレースして計測する．

弁膜症（VHD） 3

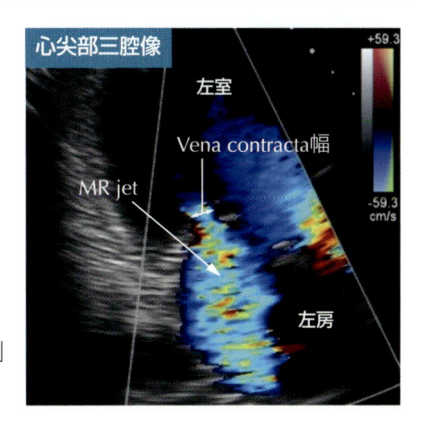

写真 3-2　僧帽弁閉鎖不全例（カラードプラ法）
写真のように，MR jet の vena contracta の幅も計測して重症度を判定する．

僧帽弁口を通る MR jet の収束した最も速い部分すなわち弁口を通る最も細くなった MR jet の部分を vena contracta と呼び，vena contracta の幅からも重症度を判定できる（写真 3-2）。胸骨左縁長軸像もしくは心尖部三腔像・四腔像にて vena contracta を描出し，その部分を拡大して vena contracta の幅を計測する。僧帽弁逸脱症の MR jet のように，左房の中心に向かわずに左房前壁や後壁へ向かう偏心性（eccentric）jet の重症度判定には特に有効である。

MR vena contracta の幅	<3 mm	mild（軽度）
	3〜7 mm	moderate（中等度）
	>7 mm	severe（重症）

■MR の重症度判定のポイント
1) MR の重症度判定を行うには，MR jet area，MR jet area／LA area 比と MR vena contracta 幅の 3 つから総合的に判定する．1 つの方法では信頼性に欠ける．重症 MR では手術適応が考慮されるため，中等度か重症か迷う例では必ず 3 つの方法で評価すべきである．
2) MR jet の左房内への到達度は血圧に左右されるため，重症度の評価法としては信頼性に欠け，用いられない．

II. 疾患各論

■健常人の MR

ドプラ法では健常人の約 40％に MR を検出するとされるが，MR jet area は小さく 1 cm² 以下である．弁に異常のないこの程度の MR は正常範囲内と考える．またパルスドプラ法で僧帽弁直下に sample volume をおくと弁の閉鎖に一致して左房内へ向かう速い血流を認める．これは弁の閉鎖による closing volume と呼ばれ，真の MR と異なり 100 msec 以下しか持続しない．

3. **左房圧の推定**（図 3-5）：カラードプラ法で描出された MR jet に連続波ドプラ法でビームをあてると，左室収縮期に左房内に向かう速い MR jet が検出され，その流速を測定できる（写真 3-3）．そして 2 章で述べたように，下記の式より左房圧を推測できる．

左房圧 ＝左室圧（収縮期）－4 ×（MR jet の流速）²
 ＝血圧（収縮期）－4 ×（MR jet の流速）²

重症 MR では左房圧が上昇するため，左室との圧較差が減少して MR jet の流速はむしろ小さくなる．しかし MR jet の流速は血圧に大きく左右され，流速から MR の重症度は判定できない．

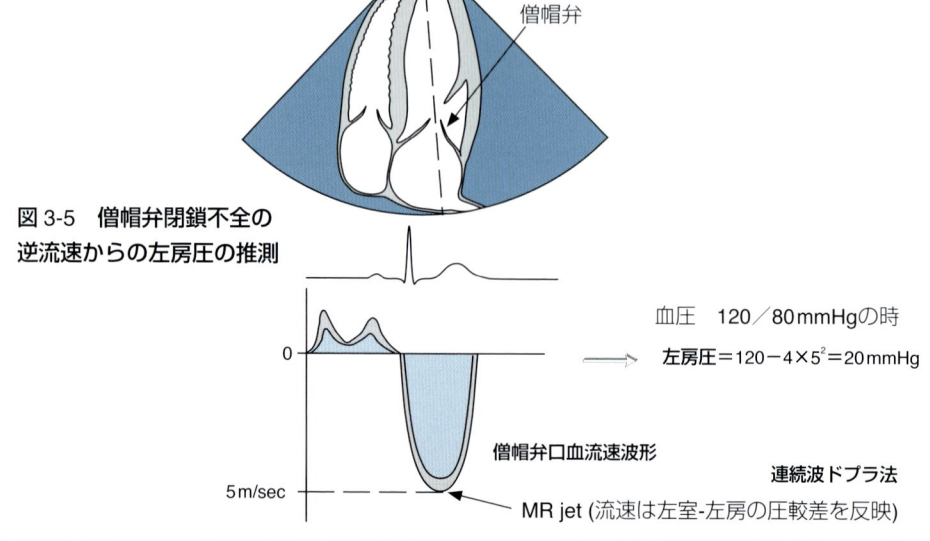

図 3-5 僧帽弁閉鎖不全の逆流速からの左房圧の推測

血圧 120／80 mmHg の時
左房圧＝120－4×5²＝20 mmHg

僧帽弁口血流速波形

5 m/sec

MR jet（流速は左室-左房の圧較差を反映）

連続波ドプラ法

弁膜症（VHD） 3

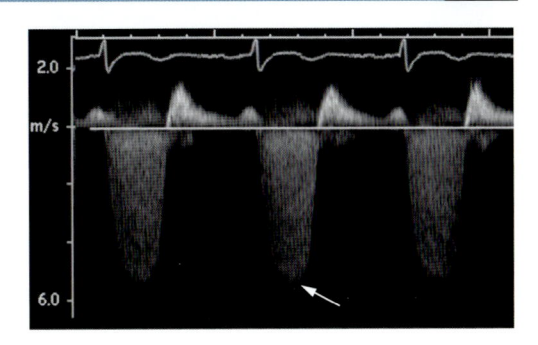

**写真 3-3　僧帽弁閉鎖不全例
（連続波ドプラ法）**
左室収縮期に下向きの 5 m/sec の逆流波を検出している（矢印）.

■**経食道心エコー（transesophageal echocardiography : TEE）**
　経胸壁心エコーでは左房は胸壁から遠いため，MR jet を十分描出できず過少評価しやすい．TEE では食道と左房は近接しており，左房内を鮮明に描出できる．手術適応の決定など正確な重症度判定には TEE が有用であり，弁尖や弁下部病変の詳細な情報も得られる．また手術適応例では術前に TEE を行って弁の状態を詳細に評価しておく．

■**僧帽弁手術の適応**
　重症 MR は，息切れなどの症状のある例では手術適応となる．しかし，無症状でも軽度左室収縮低下（左室収縮末期径＞40 mm または左室駆出率＜60％）を認めれば手術が推奨されている．

■**僧帽弁閉鎖不全症（MR）の心エコー検査の Key Points**
▽**断層法：**
1. **MR をきたした原因疾患の鑑別**
　　胸骨左縁長軸像と短軸像で僧帽弁をよく観察．
　　リウマチ性変化（前尖の doming と MS の合併），僧帽弁逸脱，tethering（著明な左室拡大），乳頭筋機能不全（乳頭筋の線維化），感染性心内膜炎（vegetation），僧帽弁輪部石灰化（後方弁輪部を中心）
2. **左室拡大と左室収縮能の評価**
　　重症 MR では無症状でも軽度左室収縮能低下を認めれば手術が推奨．
　　（左室収縮末期径＞40 mm または左室駆出率＜60％）

▽**ドプラ法：**
1. **MR の重症度判定**
　　カラードプラ法で左室収縮期に左房内への僧帽弁逆流ジェットの検出．
　　重症度は MR jet area（＞8 cm² を重症），MR jet area／LA area 比（＞40％）と MR vena contracta 幅（＞7 mm）の 3 つから総合的に判定．

II. 疾患各論

C 僧帽弁逸脱症（Mitral Valve Prolapse：MVP）

1. 僧帽弁逸脱症とは

僧帽弁は**前尖**（anterior leaflet）と**後尖**（posterior leaflet）の 2 つの弁尖より成り，後尖はさらに 3 つの scallop より成る（図 3-6）。近年，僧帽弁形成術が行われることが多くなり，外科領域では前尖を A1，A2，A3 の 3 つに分け，後尖の lateral scallop を P1，middle scallop を P2，medial scallop を P3 と呼ぶことが多い（Carpentier 分類）。MVP では弁尖が粘液腫様変性のために長く伸び，左室収縮期に左房内へ膨隆する。その結果，多くの例で僧帽弁閉鎖不全症（MR）を合併し，変性が進むと腱索断裂もきたす。

2. 断層法

1. **僧帽弁の redundancy**：粘液腫様変性のために僧帽弁が長く伸びている。
2. **僧帽弁の逸脱**（prolapse）：redundant な弁尖は図 3-7 のように，主に弁腹が左室収縮期に弁輪線を越えて左房内に膨隆する。
3. **腱索断裂**（ruptured chordae tendineae）：腱索は乳頭筋と僧帽弁をつなぐ糸状構造物で，変性が進行すると断裂して prolapse は増悪する。断裂した腱索は弁尖に付着しヒラヒラした糸状構造物として描出される。腱索断裂がひどくなると弁が反転（flail valve）するようになる。急速に MR が増悪した場合は腱索断裂を疑う。経胸壁心エコーでの検出率は 35％程度だが，経食道心エコーでは 100％描出できる。

胸骨左縁短軸像

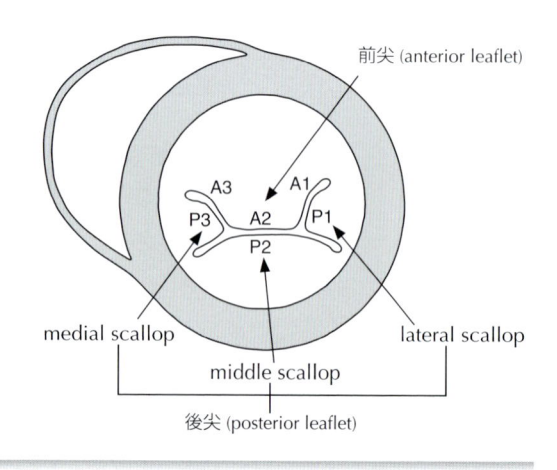

図 3-6　僧帽弁の構成

弁膜症（VHD）

胸骨左縁短軸像（カラードプラ法）

正常例

前尖 / 後尖 / 左室 / 左房 / 弁輪線

僧帽弁逸脱（前尖）

acceleration flow / 前尖のprolapse / MR jet

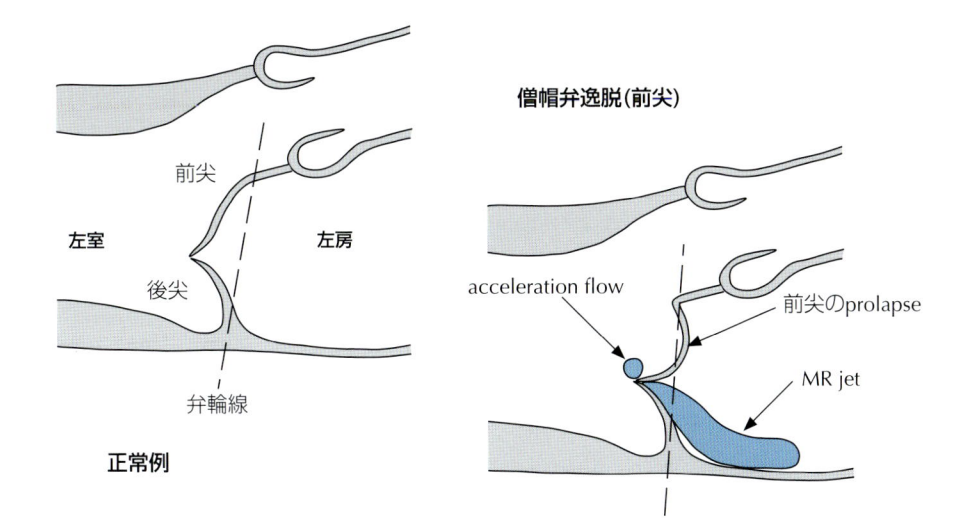

図 3-7　僧帽弁逸脱

■逸脱部位診断のポイント
1) prolapse の有無はまず胸骨左縁長軸像において探触子を左右に振ってよく調べる（心尖部断面像は正常でも逸脱するように見え，信頼性に欠ける）．胸骨左縁長軸像は特に前尖と後尖の middle scallop（P2）の観察に適している．
2) 逸脱部位の診断すなわち逸脱する弁尖の同定には，胸骨左縁長軸像に加えて胸骨左縁短軸像が有用であり，弁輪部よりやや頭側に断面を振って観察する．特に後尖の medial scallop と lateral scallop の prolapse は胸骨左縁長軸像では前尖と間違いやすい．
3) 胸骨左縁断面像でよく観察した後に，心尖部二腔像からやや時計方向に回転して交連部断面像（commissural view）と呼ばれる画像を描出する．交連部とともに後尖の medial scallop（P3）と lateral scallop（P1）がよく観察できる．
4) 逸脱部位の表記法として，心臓外科で一般的な Carpentier 分類による逸脱部位も記載しておく（特に手術適応例）．
5) 逸脱部位の診断は断層法だけでなく，後述するカラードプラ法の所見も参考にする．

3. ドプラ法

1. **僧帽弁閉鎖不全症**(MR)：多くの例で MR を合併し，カラードプラ法で必ず MR をチェックする。MR の重症度は通常の MR と同様に僧帽弁逆流ジェット（MR jet）の面積および左房の面積との比より判定する。しかし MVP では MR jet は左房の中心に向かわず左房前壁や後壁へと向かう偏心性（eccentric）jet のために MR jet area を測定すると過小評価しやすい（特に後尖の prolapse）。そのため vena contracta の幅と acceleration flow を参考にし，vena contracta の幅が 7 mm 以上もしくは acceleration flow の面積が 1cm^2 以上ならば MR jet area の範囲が中等度でも重症と考える。

2. acceleration flow：図 3-7（前頁）のように僧帽弁の左室側にみられる小さなモザイクで，中等度以上の MR で認める。acceleration flow の面積は MR の重症度と相関し，その面積 1 cm^2 以上は重症を示唆する。さらに acceleration flow の位置を胸骨左縁短軸像で見ると逸脱する弁尖に一致して認め，逸脱する弁尖の同定にも有用である。

■PISA（proximal isovelocity surface area）

小さな半球状の acceleration flow の表面積を PISA と呼び，PISA を測定することで瞬間逆流量と逆流弁口面積が算出できるとされる．PISA に PISA 表面の血流速度を駆けることで瞬間逆流量が計算されるが，PISA は小さな acceleration flow の半径を測定し二乗して計算されることから（$2\pi r^2$），検査法に不慣れであると測定誤差は大きくなり，日常診療ではあまり実用的とはいえない．

■カラードプラ法による逸脱部位の診断

MR jet は逸脱する弁尖の反対側に向かうので，MR jet の方向より逸脱する弁尖を推測できる．すなわち前尖の prolapse では図 3-7 のように左房後壁へ向い，後尖の middle scallop の prolapse では左房前壁（大動脈壁），medial scallop の prolapse は左房側壁，lateral scallop の prolapse は心房中隔へ向かう．acceleration flow も胸骨左縁短軸像で逸脱する弁尖の上に一致して認められるため，逸脱する弁尖の同定に役立つ．

弁膜症（VHD）

■僧帽弁逸脱症（MVP）の心エコー検査の Key Points

▽断層法：

1. **MVP の診断**
   僧帽弁の弁尖が左室収縮期に弁輪線を越えて左房内に膨隆．

2. **逸脱部位の診断**
   胸骨左縁長軸像，胸骨左縁短軸像と交連部断面像でよく観察．
   Carpentier 分類による逸脱部位も記載．
   カラードプラ法の所見も参考にして評価．

3. **左室拡大と左室収縮能の評価**
   重症 MR では軽度左室収縮能低下を認めれば手術が推奨．
   （左室収縮末期径＞40mm または左室駆出率＜60％）

▽ドプラ法：

1. **MR の有無と重症度の評価**
   カラードプラ法で左室収縮期に左房内への僧帽弁逆流ジェットの検出．
   重症度は MR jet area，MR jet area／LA area 比と MR vena contracta 幅の 3 つから総合的に判定．

2. **逸脱部位の診断**
   カラードプラ法で MR jet の方向と acceleration flow から逸脱部位を診断．

D 僧帽弁輪部石灰化（Calcified Mitral Annulus）

1. 病因

加齢に伴うもので，高齢者では高率に認める。主に僧帽弁の後方弁輪部（僧帽弁後尖と左室後壁との移行部）に石灰化をきたすが，前方弁輪部や大動脈弁に石灰化を伴うことも多い。

2. 断層法・ドプラ法

1. **後方弁輪部を中心とした僧帽弁輪部の石灰化**（図 3-8）：リウマチ性弁膜症では主に弁尖の先端が肥厚・石灰化をきたす点から僧帽弁輪部石灰化と鑑別される。
2. **僧帽弁閉鎖不全症（MR）**：MR を合併することは多いが，重症の MR は稀である。しかし弁に石灰化を認めたらカラードプラ法で MR をチェックする。

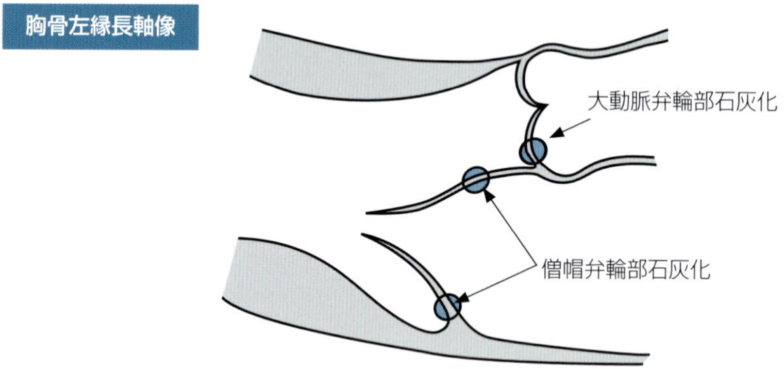

胸骨左縁長軸像

図 3-8　僧帽弁輪部石灰化

E 大動脈弁狭窄症（Aortic Stenosis：AS）

1. 病因
1. **先天性**：**二尖弁**（bicuspid）
2. **後天性**：**石灰化性**（calcified），**リウマチ性**（rheumatic）

近年，高齢化とともに，加齢に伴う石灰化性の AS の頻度が増えている。聴診にて収縮期雑音（特に頸部に放散するもの）を聴取した際は AS を疑う必要がある。

2. 病態

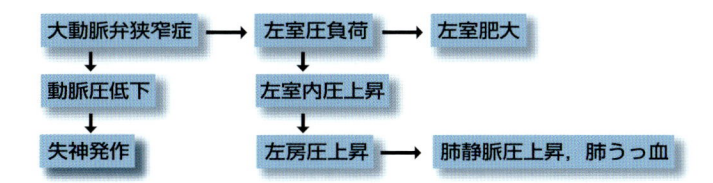

```
大動脈弁狭窄症 → 左室圧負荷 → 左室肥大
    ↓              ↓
動脈圧低下      左室内圧上昇
    ↓              ↓
失神発作        左房圧上昇 → 肺静脈圧上昇，肺うっ血
```

3. 心電図

特徴として，典型的な ST-T 変化（strain pattern）を伴う左室肥大所見（SV1＋RV5,6＞35 mm または RI＋SIII＞25 mm）および左房負荷所見（V1 の陰性 P 波＞1 mm^2）を示すことが多い。左脚ブロックを示すことも多い。大動脈弁周囲の石灰化から近傍の房室接合部を障害して房室ブロックを起こすことがある。

4. 断層法
1. **大動脈弁の肥厚**（thickening）と**石灰化**（calcification）：胸骨左縁長軸像で正常の大動脈弁は 2 枚の薄い膜として描出されるが，局所的に厚い部分があれば肥厚，shadow を引いていれば石灰化とする。
2. **弁の可動性低下**（restricted motion）：胸骨左縁長軸像にて正常では大動脈壁に接するまでほぼ完全に開口するが，AS では十分開口できずにハの字型になる。胸骨左縁長軸像でハの字型に開口する大動脈弁を認めたら，必ず AS の有無をチェックする。

II. 疾患各論

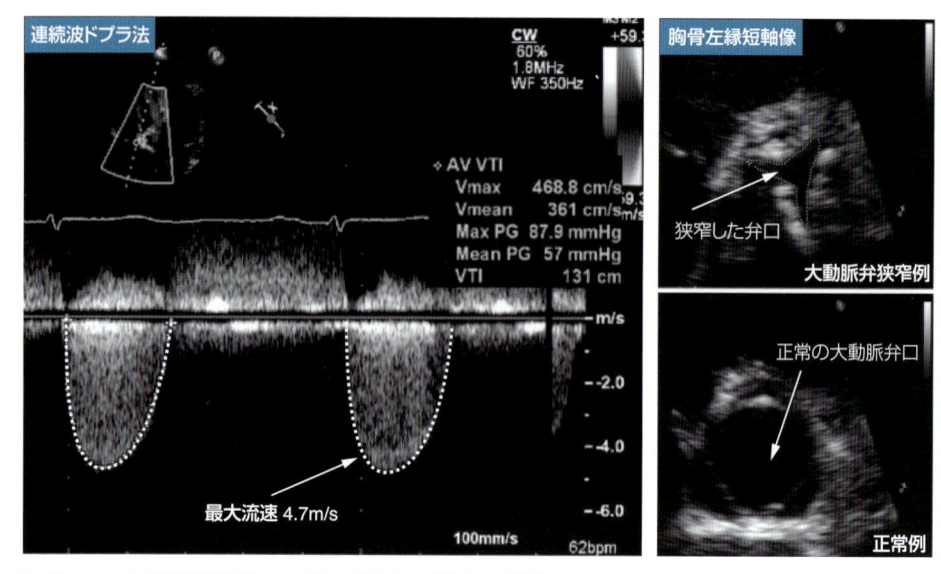

写真 3-4　大動脈弁狭窄症の弁口面積と圧較差の計測
断層法（胸骨左縁短軸像）で右図のようにトレースして弁口面積を計測する．
連続波ドプラ法で最大流速 4.7 m/s と計測され，最大圧較差＝$4 \times 4.7^2 = 88$ mmHg となる．
流速波形をトレースすれば，最大圧較差とともに平均圧較差も 57 mmHg と自動で計算されてくる．

3. **弁口面積の減少**（decreased aortic valve area）：胸骨左縁短軸像で最小となる弁口を描出し，僧帽弁狭窄症（MS）と同様に弁の内周をトレースして弁口面積を計測し（写真 3-4），0.8 cm² 未満を重症 AS とする。最近の装置では 80％の例で計測可能とされるが，石灰化の強い例では難しい。

■弁口面積と重症度

狭窄度	弁口面積
正常	3.0〜4.0 cm²
軽度（mild）	1.0〜1.5 cm²
中等度（moderate）	0.8〜1.0 cm²
重症（severe）	0.8 cm² 未満

弁膜症（VHD）　3

■弁口面積測定の注意点：
1) MS の項でも述べたように，gain 設定は重要であり，gain を上げ過ぎると重症と誤診しやすい．特に石灰化の強い例では shadow を引いてより重症に測定されやすい．
2) 弁口面積の測定では少なくとも 3 回は計測する．

4. **左室肥大**（LV hypertrophy）：M モード法にて左室後壁厚 1.2 cm 以上。AS ではまず左室肥大があり，逆にない時は本当に AS かを確かめる必要がある。
5. **AS をきたした原因疾患の鑑別：**
   a. **石灰化性**：大動脈弁の弁尖（特に弁腹部に強い）と弁輪部の石灰化。加齢に伴うもので，僧帽弁輪部にも石灰化を伴うことが多い。AS の原因としては最も高頻度である。
   b. **二尖弁**：最も多い先天性心疾患で，多くは AS をきたすが大動脈弁閉鎖不全（AR）が主体のこともある。胸骨左縁長軸像で大動脈弁の収縮期 doming や拡張期に弁尖逸脱を示すことが多い。Valsalva 洞や上行大動脈の拡大をきたすことも多い。40 歳以下で大動脈弁に石灰化を認めたら必ず疑い，胸骨左縁短軸像で図 3-9 のように 2 弁かをチェックする。
   c. **リウマチ性**：大動脈弁の弁尖（特に弁尖の先端に強い）に肥厚・石灰化を認め，多くは MS を合併する。

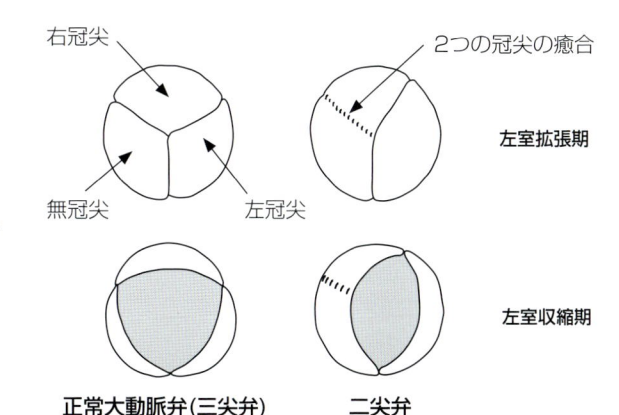

図 3-9　正常大動脈弁と二尖弁
(胸骨左縁短軸像)

II. 疾患各論

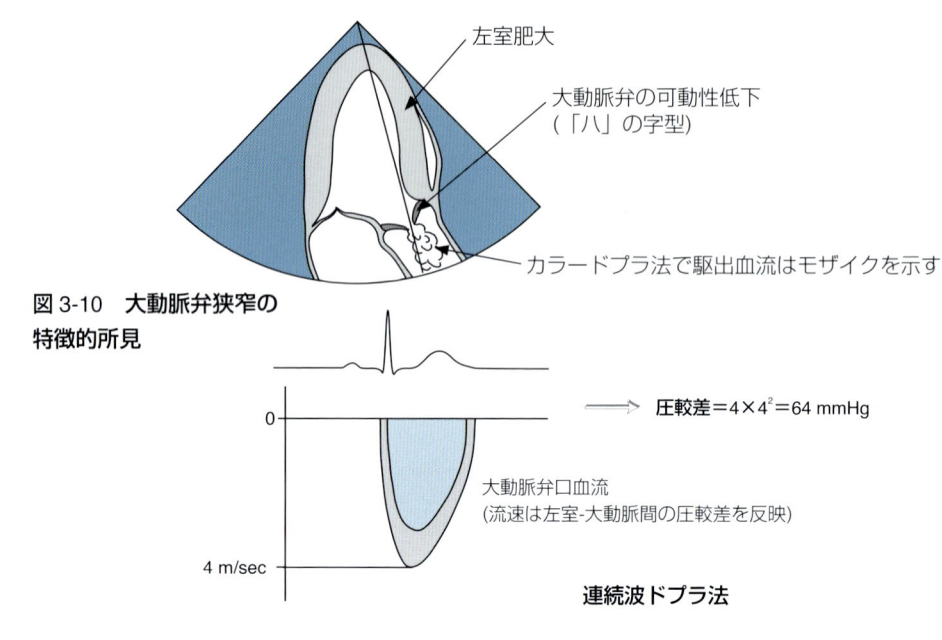

図 3-10 大動脈弁狭窄の特徴的所見

- 左室肥大
- 大動脈弁の可動性低下（「ハ」の字型）
- カラードプラ法で駆出血流はモザイクを示す
- 圧較差＝4×4^2＝64 mmHg
- 大動脈弁口血流（流速は左室-大動脈間の圧較差を反映）
- 連続波ドプラ法

5. ドプラ法

1. **大動脈弁口血流速の増大**：断層法で大動脈弁の可動性低下を認めたら，図 3-10 のように連続波ドプラ法で心尖部（または胸骨上窩）から大動脈弁口血流速を測定する（正常 0.9～1.7 m/sec）。前章で述べたように，大動脈弁口血流速より左室−大動脈間の収縮期圧較差を推測できる。大動脈弁口血流速が 4 m/sec なら 4×4^2 で 64 mmHg の圧較差があると推測され，圧較差 80 mmHg 以上を重症 AS とする（写真 3-4 参照）。ドプラ法では大動脈弁口血流速から瞬時の最大圧較差を算出し，心臓カテーテル検査の peak to peak 圧較差とは厳密には同一でないが両者の相関は非常によい。

左室−大動脈間圧較差（mmHg）＝4×（大動脈弁口血流速）^{2}

■圧較差と重症度

狭窄度	圧較差
軽度（mild）	20～50 mmHg
中等度（moderate）	50～80 mmHg
重症（severe）	＞80 mmHg

弁膜症（VHD）　3

> ■平均圧較差：
> 多くの心エコー装置では大動脈弁口の血流速波形をトレースすると，自動的に左室－大動脈間の平均圧較差も求められる（写真 3-4 参照）．平均圧較差では 50 mmHg 以上を重症 AS とする．

　狭窄した大動脈弁から駆出される血流は乱流となり，カラードプラ法では図 3-10 のようにモザイクを示す．大動脈弁口の駆出血流にモザイクを認めたら，AS の存在を疑う．また AS 例では同時に大動脈弁閉鎖不全症（AR）を合併することも多い．AR を認めたら AR の重症度（後述）もカラードプラ法で評価する．

2. **連続の式による弁口面積の算出**：断層法にて弁口面積を計測しうるが，石灰化の強い例では難しいことも多い．前章で述べた心拍出量算出の式を応用し，左室流出路（LVOT）での駆出血流量は大動脈弁口の駆出血流量に等しいことを利用して，弁口面積を算出できる（連続の式）．この算出法は広く知られるが，正確な計測には熟練を要する．

> **大動脈弁口面積（AV area）＝ $TVI_{LVOT} \times$ 断面積$_{LVOT}$／TVI_{AV}**

> ■AS の重症度判定のポイント
> 1) 圧較差の測定ではまずはきれいな断層像を描出すること．さらにカラードプラ法で血流をよく観察し，大動脈弁口の血流とビームの方向をできるだけ平行（20°以下）にする．
> 2) 大動脈弁口の血流速の計測では最大圧較差だけでなく，血流速波形をトレースして平均圧較差も求めておく．
> 3) 連続波ドプラ法による左室－大動脈間の圧較差の測定と断層法による弁口面積の計測で十分なことが多い．しかし左室収縮能低下例では圧較差による評価では過小評価し，石灰化の強い例では断層法の弁口面積の計測で過大評価しやすい．圧較差による重症度と断層法の弁口面積の重症度が一致しない場合は，断層法だけでなく連続の式による弁口面積の算出も行っておく．

■大動脈弁手術の適応
　重症 AS では狭心痛や呼吸困難など症状のある例では手術適応となり，無症状でも左室収縮能低下（左室駆出率＜50％）を認めれば手術が推奨される．

■大動脈弁狭窄症（AS）の心エコー検査の Key Points

▽断層法：
1. **大動脈弁の可動性低下と肥厚・石灰化**
   胸骨左縁長軸像で大動脈弁は十分開口できず，ハの字型．
2. **AS をきたした原因疾患の鑑別**
   石灰化性（主に弁腹と弁輪部の石灰化，僧帽弁輪部にも石灰化，高齢者）
   二尖弁（大動脈弁の収縮期 doming や拡張期逸脱，比較的若年者）
   リウマチ性（MS の合併）
3. **弁口面積の計測**
   胸骨左縁短軸像で最小となる弁口の内周を 3〜5 回トレース．
   弁口面積＜0.8 cm² を重症 AS．
4. **左室肥大と左室収縮能の評価**
   左室肥大（壁厚≧1.2 cm）の有無をチェック．
   重症 AS は無症状でも左室収縮能低下（駆出率＜50％）あれば手術が推奨．

▽ドプラ法
1. **左室−大動脈間圧も較差（mmHg）＝4×（大動脈弁口血流速）²**
   連続波ドプラ法で大動脈弁口血流速を測定．
   最大圧較差＞80 mmHg もしくは平均圧較差＞50 mmHg を重症 AS．
2. **連続の式による弁口面積の算出**
   圧較差と断層法の弁口面積の重症度が一致しない場合には行う．
   大動脈弁口面積（AV area）＝TVI_{LVOT}×断面積$_{LVOT}$／TVI_{AV}

F 大動脈弁閉鎖不全症（Aortic Regurgitation：AR）

1. 病因

1. **石灰化性**（calcified）
2. **二尖弁**（bicuspid）
3. **大動脈弁逸脱**（aortic valve prolapse：AVP）
4. **感染性心内膜炎**（infective endocarditis：IE）
5. **大動脈基部拡大**（aortic root dilatation）
6. **リウマチ性**（rheumatic）

2. 病態

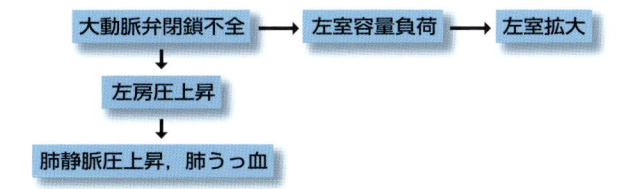

大動脈弁閉鎖不全 → 左室容量負荷 → 左室拡大
↓
左房圧上昇
↓
肺静脈圧上昇，肺うっ血

3. 心電図

左室肥大所見（SV1＋RV5,6＞35 mm）を満たすことが多いが，AS とは異なり，著明な ST-T 変化（strain pattern）は稀である。重症になると左室拡大所見（RV6／RV5＞1）も満たす。

4. 断層法

1. **左室拡大**（LV dilatation）：M モード法で左室拡張末期径 5.5cm 以上。左室拡大をきたす AR は中等度以上である。
2. **僧帽弁前尖の拡張期フラッタリング**（diastolic fluttering）：大動脈弁逆流ジェットのために僧帽弁前尖が細かく振動する昔から有名な AR のサイン。
3. **AR をきたした原因疾患の鑑別**：カラードプラ法で AR を認めたら，断層法（胸骨左縁長軸像と短軸像）で原因疾患を同定する。50 歳未満の健常例には AR は認めず，多少とも大動脈弁に異常があると考えられる。

II. 疾患各論

a. **石灰化性**：大動脈弁の弁尖と弁輪部の石灰化。加齢に伴うもので，僧帽弁輪部石灰化を伴うことが多い。
b. **二尖弁**：多くは AS をきたすが，AR が主体のこともある。胸骨左縁長軸像で大動脈弁の収縮期 doming や拡張期逸脱を認めることが多く，Valsalva 洞や上行大動脈の拡大をきたす例も比較的多い。特に 40 歳以下や偏心性（eccentric）の AR jet を認める場合は二尖弁を疑う。
c. **大動脈弁逸脱**：左室拡張期に大動脈弁が左室内へ膨隆（prolapse）。僧帽弁逸脱症（MVP）を伴うことが多い。
d. **感染性心内膜炎**：弁尖の左室側に付着した疣贅（vegetation）を認める。
e. **大動脈基部拡大**：大動脈基部径 3.5 cm 以上を拡大とする。
f. **リウマチ性**：主に大動脈弁の弁尖に肥厚・石灰化を認め，多くは僧帽弁狭窄症（MS）を合併する。

5. ドプラ法

1. **左室内への大動脈弁逆流ジェット（AR jet）**：AR の診断には左室拡張期に左室内への大動脈弁逆流ジェットの検出が必須である。カラードプラ法では胸骨左縁長軸像または心尖部三腔像で左室内にモザイクを伴う AR jet が描出される。
2. **AR の重症度判定**（図 3-11）：胸骨左縁長軸像にてカラードプラ法で大動脈弁直下での AR jet の幅と左室流出路径との比より重症度を判定する（写真 3-5）。

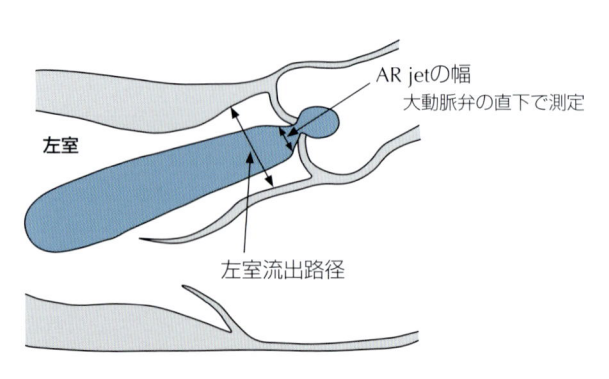

図 3-11 大動脈弁閉鎖不全の重症度判定（カラードプラ法）

弁膜症（VHD） 3

写真 3-5　大動脈閉鎖不全例（カラードプラ法）
重症度を判定するには，写真のように AR jet の幅と左室流出路径を計測する．

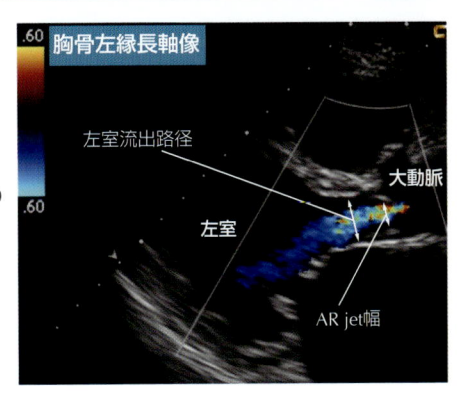

AR jet の幅／左室流出路径		
<25%	mild（軽度）
25〜65%	moderate（中等度）
>65%	severe（重症）

　MR と同様，大動脈弁口を通る AR jet の最も細くなった部分を vena contracta と呼び，この幅からも重症度を判定できる。胸骨左縁長軸像で vena contracta を描出し，その部分を拡大してその幅を計測する。なお AR jet の幅は大動脈弁直下の左室流出路で計測するのに対し vena contracta は逆流弁口の最も収束した細い部分を計測するため，両者は異なる（写真 3-6）。

AR vena contracta の幅		
<3 mm	mild（軽度）
3〜6 mm	moderate（中等度）
>6 mm	severe（重症）

写真 3-6　大動脈閉鎖不全例（カラードプラ法）
写真のように，AR jet の vena contracta の幅も計測して重症度を判定する．

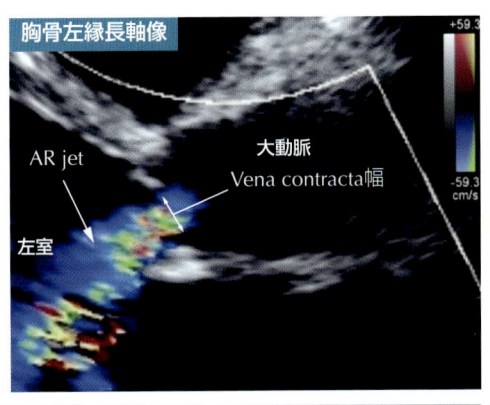

II. 疾患各論

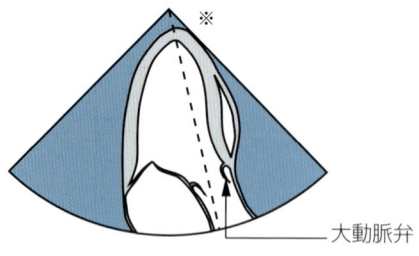

図 3-12　大動脈弁閉鎖不全の大動脈弁口血流速波形

大動脈弁

decay slope（重症ほど傾きが急峻になる）

AR jet（流速は大動脈-左室間の圧較差を反映）

連続波ドプラ法

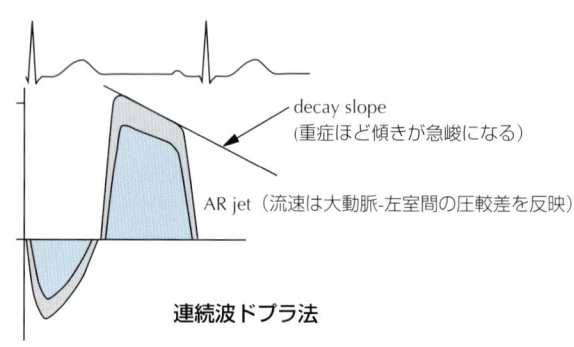

写真 3-7　大動脈閉鎖不全例（連続波ドプラ法）
左室拡張期に上向きの 4.5 m/sec の逆流波を検出している（矢印）．

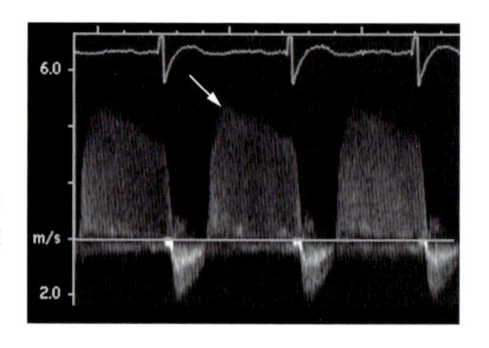

3. pressure half time と decay slope（図 3-12）：カラードプラ法で認めた AR jet に連続波ドプラ法でビームをあてると，左室拡張期に左室内へ向かう速い jet を検出する（写真 3-7）。重症 AR では急速に左室内圧が上昇して大動脈との圧較差が減少するため，AR jet の流速は急減する。すなわち流速の傾き decay slope は急となり，decay slope が＞4 m/sec^2 では重症，3〜4 m/sec^2 は中等度〜重症 AR を示唆する。さらに AR jet のピークとそれに続く AR jet の減速の傾きを指定すると，pressure half time（大動脈−左室間の圧較差が 1/2 になるまでの時間）が自動で計算される。pressure half time が＜300 ms では重症，300〜500 ms は中等度，＞500 ms は軽症 AR を示唆する。

弁膜症（VHD）   3

■AR の重症度判定のポイント
　AR の重症度はカラードプラ法での AR jet の幅と左室流出路径の比，さらに vena contracta の幅より判定するが，判定に迷う例では pressure half time も参考にするとよい．なお AR jet の左室内への到達度は重症度よりも大動脈ー左室間の圧較差を反映するため，重症度判定には用いられない．

■大動脈弁手術の適応
　重症 AR は息切れなどの症状のある例では手術適応となる．しかし無症状でも左室拡張末期径＞75 mm もしくは左室収縮末期径＞55 mm または左室収縮能低下（左室駆出率＜50％）の例では手術が推奨される．しかし日本人は体格も小さく，左室拡張末期径＞70 mm または左室収縮末期径＞50mm でも手術が考慮される．

■大動脈弁閉鎖不全症（AR）の心エコー検査の Key Points
▽断層法：
1. **AR をきたした原因疾患の鑑別**
   石灰化性（主に弁腹と弁輪部の石灰化，僧帽弁輪部にも石灰化，高齢者），
   二尖弁（大動脈弁の収縮期 doming や拡張期逸脱，比較的若年者），
   感染性心内膜炎（弁尖の左室側に vegetation），
   大動脈基部拡大（大動脈基部径≧3.5 cm），リウマチ性（MS の合併）
2. **左室拡大と左室収縮能の評価**
   左室拡大（左室拡張末期径≧55 mm）の有無をチェック．
   重症 AR では無症状でも左室拡張末期径＞75 mm，左室収縮末期径＞55 mm または左室収縮能低下（駆出率＜50％）の例では手術が推奨．

▽ドプラ法：
1. **AR の重症度判定**
   カラードプラ法で左室拡張期に左室内への大動脈弁逆流ジェットの検出．
   重症度は AR jet の幅／左室流出路径との比（＞65％を重症）と AR vena contracta 幅（＞6 mm）から総合的に判定．
   一致しない場合は pressure half time も参考（＜300 ms を重症）．

II. 疾患各論

G 右室負荷（Right Ventricular Overload）

1. 病因

右室負荷には右室圧負荷と右室容量負荷の2つがある。

1. **右室圧負荷**（RV pressure overload）：
   a. **肺実質性**：肺気腫，肺線維症
   b. **肺血管性**：肺塞栓症（pulmonary embolism：PE），原発性肺高血圧症（primary pulmonary hypertension：PPH）
   c. **肺静脈圧上昇に伴うもの**：僧帽弁狭窄症（MS），拡張型心筋症（DCM）など左室機能低下例
2. **右室容量負荷**（RV volume overload）：
   a. **左→右短絡に伴うもの**：心房中隔欠損症（ASD），心室中隔欠損症（VSD）
   b. **三尖弁閉鎖不全症**（TR）

2. 心電図

1. **右室圧負荷**：主に右室肥大をきたすためV1の高いR波とV5,6の深いS波が特徴的である。重症になると右室肥大所見（R／SV1＞1かつRV1＞7mmまたはRV1＋SV5,6＞11mm）を満たし，V1,2でstrain patternのST-T変化を示す。
2. **右室容量負荷**：主に右室拡大をきたし，右脚の伝導障害を起こして不完全右脚ブロックを示すことが多い。

3. 断層法

1. **右室圧負荷**
   a. **右室肥大**（RV hypertrophy）：右室壁厚5mm以上とされるが，測定誤差が大きく，あてにならない。同時に多少とも右室拡大（RV dilatation）を伴う。
   b. **心室中隔の収縮期扁平化**（systolic IVS flattening）（図3-13）：右室圧負荷を診断する決め手になる。胸骨左縁短軸像にて正常では左室内腔は収縮期，拡張期とも円形を示すが，収縮期右室圧上昇のため収縮期に心室中隔が左室側へ圧排される（写真3-8）。

弁膜症（VHD） 3

図 3-13 心室中隔の収縮期扁平化

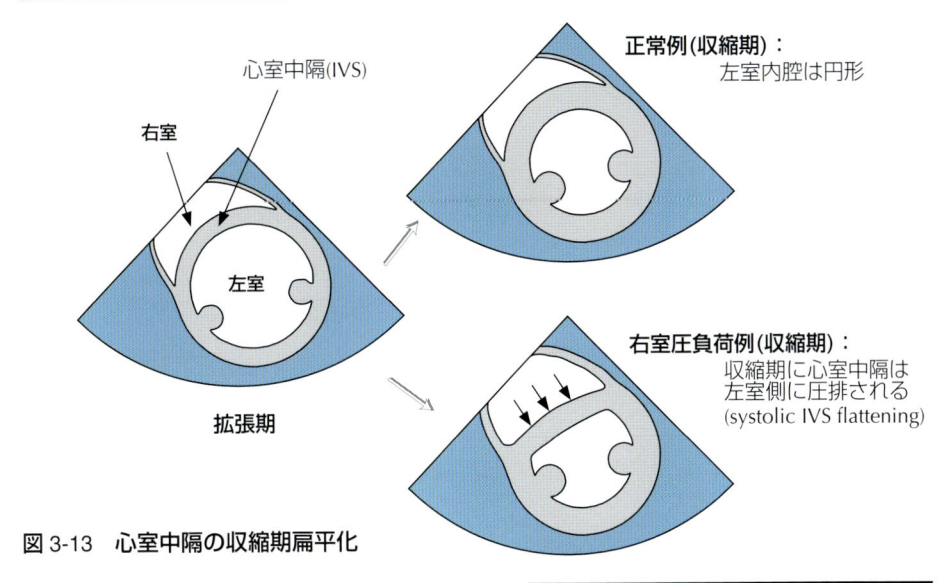

写真 3-8 原発性肺高血圧症例（右室圧負荷例）
心室収縮期に心室中隔が左室側に圧排されている（矢頭）.

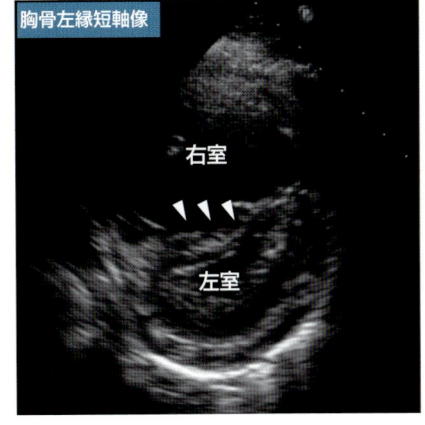

c. **右房負荷所見**：右室圧上昇に伴って右房圧も上昇する。
① **右房拡大**（RA dilatation）：心尖部四腔像で左房に比べて右房が明らかに大きい時に右房拡大とする。
② **下大静脈拡大**（IVC dilatation）**と呼吸性変動の減少**：右房拡大が疑われた時は下大静脈径を計測し，17 mm 以上を拡大とする。右房負荷の診断には下大静脈の拡大に加えて下大静脈径の呼吸性変動の減少が重要なサインである。正常では下大静脈径は吸気時に 50％以上減少するが，右房負荷例では 50％以下しか変動しない。

II. 疾患各論

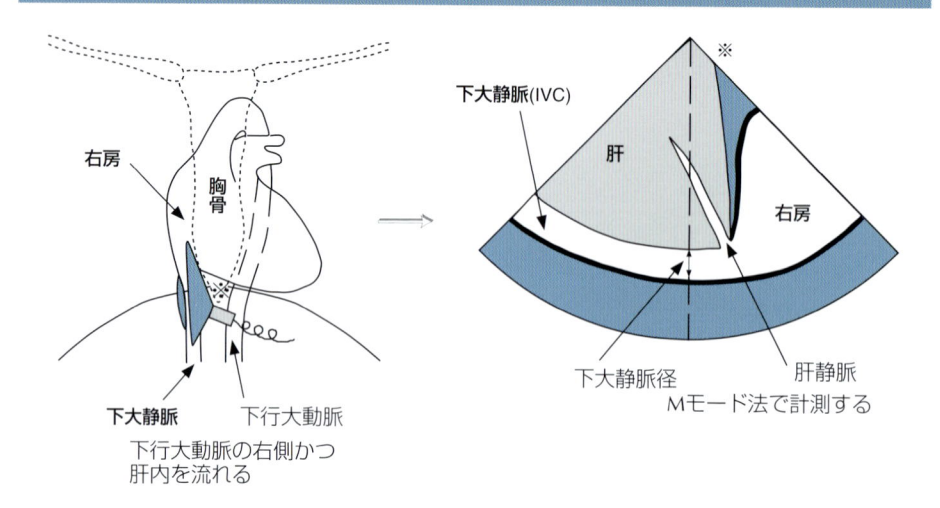

図 3-14　下大静脈の計測

　　心窩部で体の長軸に平行に探触子をおくと図 3-14 のように下大静脈が描出される。下大静脈径は右房との境界から 1 cm 程度下方で M モード法を用いて直径と呼吸性変動を測定する。なお左側臥位では下大静脈が肝臓に圧排されるため，必ず仰臥位で測定する。

2. **右室容量負荷**
   a. **右室拡大**（RV dilatation）：胸骨左縁長軸像の M モード法の計測で右室内径 26 mm 以上で右室拡大とされるが，この径は主に右室流出路を反映するためにあまりあてにならない。確立された基準はなく，心尖部四腔像で左室内腔に比して右室内腔が明らかに大きい時に右室拡大とする。
   b. **心室中隔の拡張期扁平化**（diastolic IVS flattening）（図 3-15）：右室容量負荷を診断する決め手となる。右室圧負荷と異なり，拡張期に心室中隔が左室側に圧排される。
   c. **右房負荷所見**：右室圧負荷と同様に右房負荷もきたし，右房と下大静脈の拡大を認める。

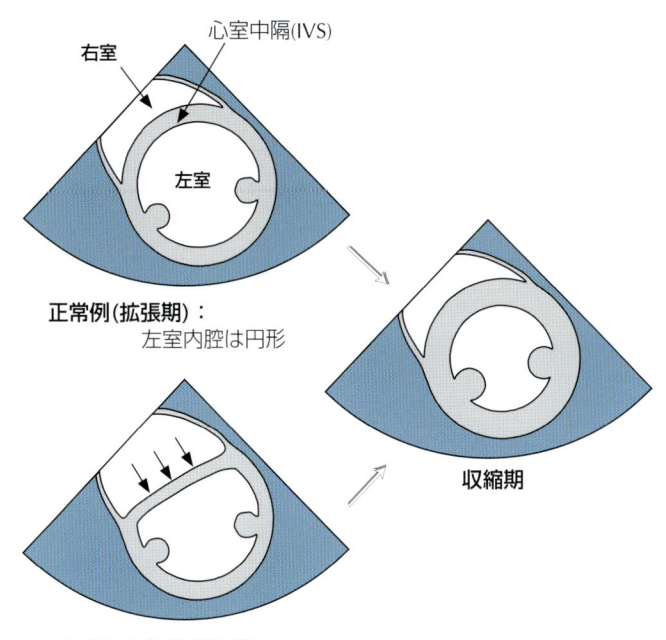

図 3-15　心室中隔の拡張期扁平化

4. ドプラ法

1. **三尖弁閉鎖不全症（TR）**：右室容量負荷だけでなく右室圧負荷でも右室拡大に伴って TR を合併することが多い。前章で述べたように TR の逆流波の流速より肺動脈圧および右室圧（収縮期）が推測可能であり，右室負荷の程度を知る上で非常に重要である。推定肺動脈圧（収縮期）＞30 mmHg であれば軽度，＞45 mmHg であれば中等度，＞60 mmHg であれば重症肺高血圧と考える。

> 肺動脈圧（収縮期）
> ＝右室圧（収縮期）
> ＝4×（TR の逆流波流速）^{2}＋右房圧
> （右房圧は通常 5 mmHg と仮定して計算するが，下大静脈の拡大もしくは呼吸性変動の減少を認める例では 10 mmHg と仮定する）

2. **肺動脈弁閉鎖不全症（PR）**：肺高血圧例では TR だけでなく PR も合併することが多い．胸骨左縁短軸像でカラードプラ法にて PR をチェックする．

■**肺高血圧症の鑑別**

　TR の逆流波の流速より推定された肺動脈圧（収縮期）が＞30 mmHg では肺高血圧症とみなすが，左心不全によるものか，肺実質性もしくは肺血管性による肺高血圧症との鑑別には組織ドプラ法の僧帽弁輪部移動速度の拡張早期波 E'波と左室流入血流速波形の E 波との比 E／E'が鑑別に役立つ．E／E'が正常であれば，左心不全による肺高血圧の可能性は低いと考える．

■**右室負荷の心エコー検査の Key Points**

▽**断層法：**

1. **心室中隔の扁平化**
   胸骨左縁短軸像にて右室圧負荷では収縮期に心室中隔が左室側へ圧排．
   右室容量負荷では拡張期に心室中隔が左室側へ圧排．

2. **右房，右室と下大静脈の拡大**
   心尖部四腔像で左房に比べて右房が明らかに大きい時に右房拡大．
   左室内腔に比べて右室内腔が明らかに大きい時に右室拡大．
   下大静脈拡大（≧17 mm）と呼吸性変動の減少（＜50％）．

▽**ドプラ法：**

1. **肺動脈圧および右室圧の推測**
   三尖弁閉鎖不全症（TR）の逆流波流速から肺動脈圧（収縮期）を推測．
   肺動脈圧＝右室圧＝4×（TR の逆流波流速）^{2}＋右房圧
   （右房圧は通常 5 mmHg，下大静脈の拡大・呼吸性変動減少を認める例では 10 mmHg と仮定）
   肺動脈圧＞30 mmHg を軽度，＞45 を中等度，＞60 を重症肺高血圧．

2. **組織ドプラ法の僧帽弁輪部移動速度の拡張早期波 E'波**
   左室流入血流速波形の E 波との比 E／E'は肺実質性・肺血管性の肺高血圧症では正常，左心不全による肺高血圧では E／E'は高値（≧15）．

H 三尖弁閉鎖不全症（Tricuspid Regurgitation：TR）

1. 病因

リウマチ熱，三尖弁逸脱，感染性心内膜炎などによる器質的 TR もあるが，多くは右房・右室の拡大に伴う機能的 TR である。

2. 断層法

1. **右房拡大**（RA dilatation）：心尖部四腔像で左房に比し右房が明らかに大きい時に右房拡大とする。中等度以上の TR では右房は拡大していることが多い。
2. **右室拡大**（RV dilatation）：M モード法で右室内径 26mm 以上で右室拡大とするがあまりあてにならない。断層法では心尖部四腔像で左室内腔に比し右室内腔が明らかに大きい時に右室拡大とする。
3. **TR をきたした原因疾患の鑑別**：多くは右房・右室の拡大に伴う機能的なものであり，弁に明らかな異常を認めない。健常人の 50％に TR を認めるが，カラードプラ法での TR jet の面積は小さく 1 cm^2 以下である。右房・右室の拡大もないこの程度の TR は正常範囲内である。

3. ドプラ法

1. **右房内への三尖弁逆流ジェット**（TR jet）：TR の診断には右室収縮期に右房内への逆流ジェットの検出が必須である。カラードプラ法で右房内にモザイクを伴う青色の逆流ジェットとして描出される（写真 3-9）。心尖部四腔像だけでなく，胸骨左縁長軸像でビームを右内方に向けて得られる右室流入路長軸像でも三尖弁を含む右房・右室が描出できる。
2. **TR の重症度判定**（図 3-16）：MR ほど TR 重症度の判定法は確立されていない。MR と同様に，心尖部四腔像にてカラードプラ法でモザイクだけでなく青色部分を含めた TR jet の面積の最大値（maximum TR jet area）および TR jet 面積の最大値と右房の面積（RA area）との比より重症度を判定する。

II. 疾患各論

写真 3-9 三尖弁閉鎖不全例（カラードプラ法）
右房内にモザイクを伴う TR jet を認める．

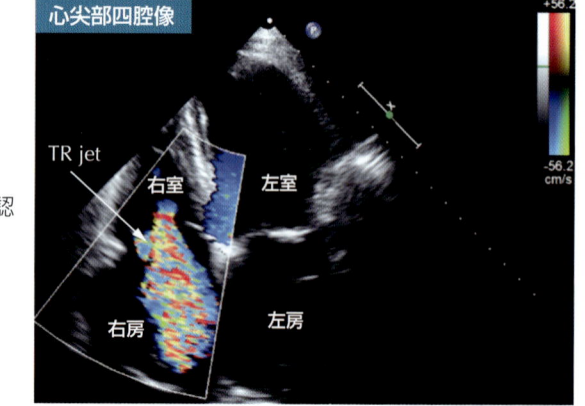

図 3-16 三尖弁閉鎖不全の重症度判定（カラードプラ法）

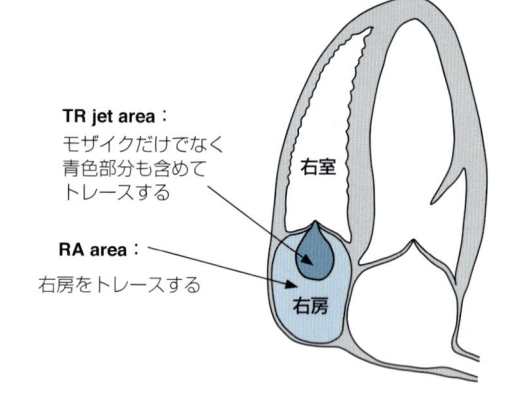

TR jet area：
モザイクだけでなく青色部分も含めてトレースする

RA area：
右房をトレースする

maximum TR jet area	<4 cm²	mild（軽度）
	4〜8 cm²	moderate（中等度）
	>8 cm²	severe（重症）
maximum TR jet area／RA area	<20%	mild（軽度）
	20〜40%	moderate（中等度）
	>40%	severe（重症）

MR と同様に，三尖弁口を通る TR jet の最も細くなった部分である vena contracta の幅からも重症度を判定できる．MR と同じく，vena contracta 幅が＞7 mm は重症 TR を示唆する．

弁膜症（VHD）

3. **右室圧（収縮期）の推測**（図3-17）：心尖部四腔像もしくは胸骨左縁長軸像より右内方に向けて得られる右室流入路長軸像でTR jetに連続波ドプラ法でビームをあてると，右室収縮期に右房内に向かう速いTR jetを検出し，その流速を測定しうる（写真3-10）。TR jetの流速より肺動脈圧および右室圧を簡単に推測でき，TRを認めたらTRの流速を必ず測定しておくとよい。

> **肺動脈圧（収縮期）**
> ＝右室圧（収縮期）
> ＝4×（TR jetの流速）^{2}＋右房圧
> 右房圧は通常5mmHgと仮定するが，下大静脈の拡大（＞17mm）または呼吸性変動の減少（＜50％）を認める例では10mmHgとする．

右室圧（収縮期）＝4×3^2＋5
　　　　　　　　＝41 mmHg

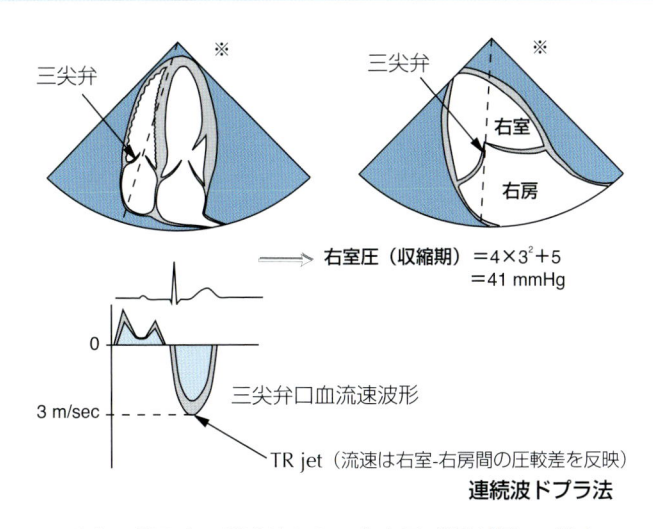

図3-17　三尖弁閉鎖不全の逆流速からの右室圧（収縮期）の推定

写真3-10　三尖弁閉鎖不全例（連続波ドプラ法）
収縮期に下向きの2.5 m/secの逆流波を検出している（矢印）．

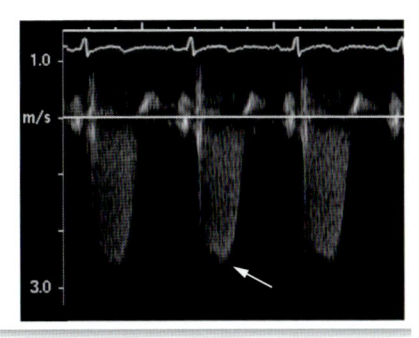

■TR の重症度判定のポイント：
1) TR の重症度判定は MR ほど確立されていない．
2) TR の重症度判定を行うには，TR jet area，TR jet area／RA area 比と TR vena contracta 幅の 3 つから総合的に判定する．
3) TR の逆流波の流速から TR の重症度を判定できない．しかし TR の流速より肺動脈圧を簡単に推測でき，中等度以上の TR を認めたら必ず流速を測定して推定肺動脈圧を記載しておく．

■三尖弁閉鎖不全症（TR）の心エコー検査の Key Points
▽断層法：
1. **右房と右室の拡大**
   TR のほとんどが右房と右室の拡大に伴う機能的 TR．
   心尖部四腔像で左房に比べて右房が明らかに大きい時に右房拡大．
   左室内腔に比べて右室内腔が明らかに大きい時に右室拡大．

▽ドプラ法：
1. **TR の重症度判定**
   カラードプラ法で右室収縮期に右房内への三尖弁逆流ジェットの検出．
   重症度は TR jet area（＞8 cm^2 を重症）と TR jet area／RA area 比（＞40％）から判定．
   TR vena contracta 幅（＞7 mm を重症）も参考にする．
2. **肺動脈圧および右室圧の推測**
   TR の逆流波流速から肺動脈圧（収縮期）を推測．
   肺動脈圧＝右室圧＝4×（TR の逆流波流速）^{2}＋右房圧
   （右房圧は通常 5 mmHg，下大静脈の拡大・呼吸性変動減少を認める例は 10 mmHg と仮定）

弁膜症（VHD）3

I 肺動脈弁閉鎖不全症（Pulmonary Regurgitation：PR）

1. 病因

TRと同様に、ほとんどは肺高血圧症に伴う機能的PRである。

2. 断層法

PRをきたした原因疾患の鑑別：多くは肺高血圧症に伴う機能的なものであり、弁に明らかな異常を認めない。健常人でも30%にPRを認める。肺動脈弁を描出するには胸骨左縁短軸像で大動脈弁レベルより探触子をさらに上方かつ反時計方向に回転する。

3. ドプラ法

1. **右室内への肺動脈弁逆流ジェット**（PR jet）：PRの診断には右室拡張期に右室内への逆流ジェットの検出が必須である。カラードプラで胸骨左縁短軸像にて右室内にモザイクを伴うPR jetが描出される。
2. **PRの重症度判定**（図3-18）：PRの重症度判定は確立されていないが、一般的にはPR jetの肺動脈弁からの到達度より判定する。

PR jetの到達度		
	＜1cm	mild（軽度）
	1〜2cm	moderate（中等度）
	＞2cm	severe（重症）

胸骨左縁短軸像

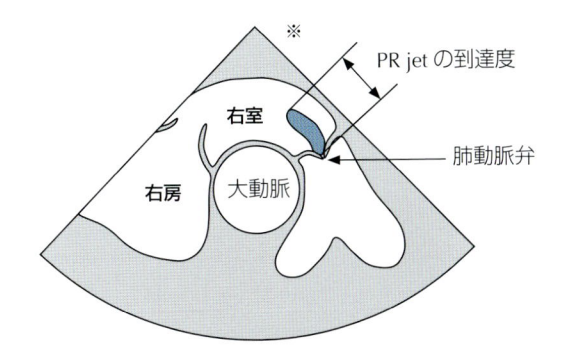

図3-18 肺動脈弁閉鎖不全の重症度判定（カラードプラ法）

II. 疾患各論

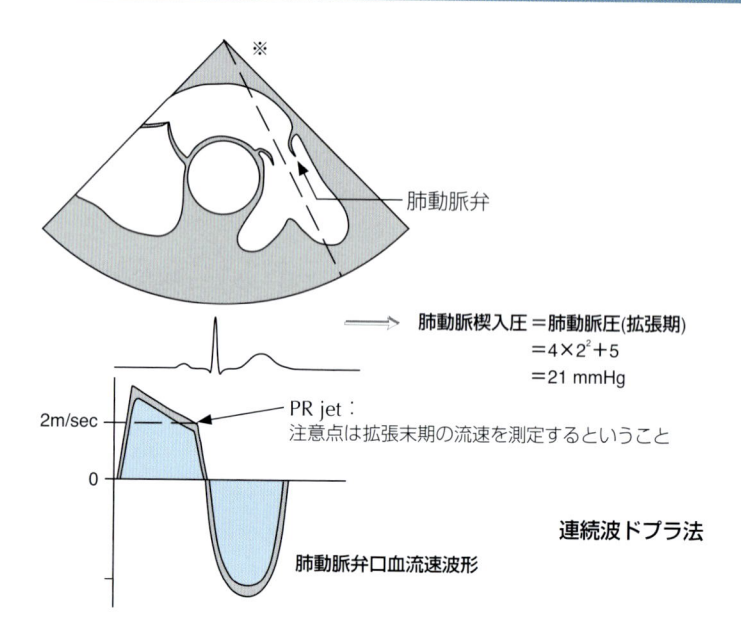

図 3-19　肺動脈弁閉鎖不全の逆流速からの肺動脈楔入圧の推測

図中:
- 肺動脈弁
- 肺動脈楔入圧＝肺動脈圧（拡張期）
  ＝4×2²+5
  ＝21 mmHg
- PR jet：注意点は拡張末期の流速を測定するということ
- 2m/sec
- 肺動脈弁口血流速波形
- 連続波ドプラ法

3. **肺動脈楔入圧の推測**（図3-19）：カラードプラ法で認めた PR jet に連続波ドプラ法でビームをあてると，右室拡張期に右室内へ向かう PR jet の流速を測定できる。PR jet の流速より肺動脈楔入圧を推測できるが，TR を利用した心内圧の推測と違う点は拡張末期の流速を測定することである。

> **肺動脈楔入圧**　＝肺動脈圧（拡張期）
> 　　　　　　　　＝4×（PR jet の拡張末期流速)²＋右室拡張末期圧
> 　　　　　　　　**＝4×（PR jet の拡張末期流速)²＋右房圧**
> 右房圧は通常 5 mmHg と仮定するが，下大静脈の拡大（＞17 mm）または呼吸性変動の減少（＜50％）を認める例では 10 mmHg とする．

弁膜症（VHD） 3

J 感染性心内膜炎（Infective Endocarditis：IE）

1. 病因

85％は弁膜症（僧帽弁閉鎖不全，大動脈弁閉鎖不全），先天性心疾患（心室中隔欠損，動脈管開存）などの基礎心疾患があり，細菌などが感染して心臓内に**疣贅**（vegetation）を形成する。多くの例では抜歯などによる菌血症が起ってから2週間以内に発症するとされる。

2. 断層法（図 3-20）

1. **疣贅**（vegetation：写真 3-11）：約80％が断層法で検出可能とされるが，5mm以下や発症後1週間以内は検出しにくい。vegetationは基礎疾患のある弁に付着し，僧帽弁が最も高頻度である（僧帽弁85％，大動脈弁55％，三尖弁20％，肺動脈弁1％）。vegetationは僧帽弁閉鎖不全では僧帽弁の左房側，大動脈弁閉鎖不全では大動脈弁の左室側の弁腹に付着する。僧帽弁と大動脈弁をチェックするには胸骨左縁長軸像でイメージを絞り，可能なら5.0MHzの探触子を用い，探触子を左右に十分振って調べる。20％の例では2つ以上の弁にvegetationを持つので4弁ともチェックする。抗生物質が奏功すると，次第にvegetationのエコー輝度は亢進しフラフラした動きは少なくなるが，大きさは必ずしも縮小するとは限らない。可動性のある10mm以上の疣贅は塞栓症の危険が高いとされる。

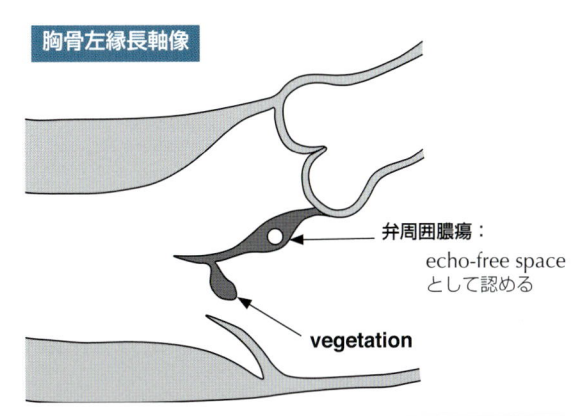

図 3-20 感染性心内膜炎

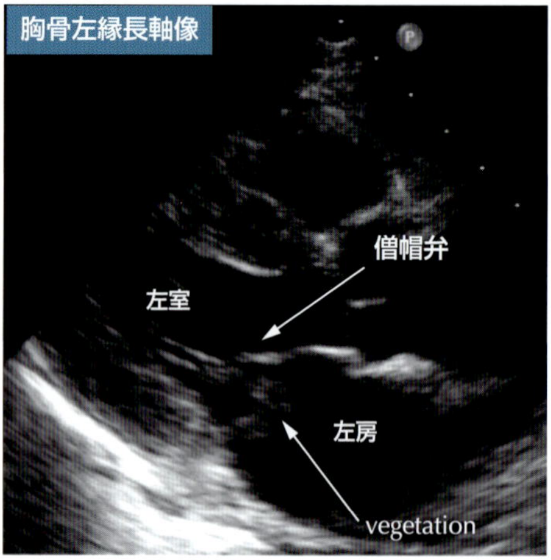

II. 疾患各論

写真 3-11 感染性心内膜炎例（断層法）
僧帽弁の弁尖の左房側に付着した vegetation を認める.

> ■**経食道心エコー**（transesophageal echocardiography：TEE）
> TEE では vegetation を＞90％検出でき，弁周囲膿瘍などの合併症も鮮明に描出される．IE 例および IE が強く疑われる例では経胸壁心エコーだけでなく TEE も施行すべきである．

2. **合併症**
    a. **弁周囲膿瘍**（ring abscess）：弁輪部（75％は大動脈弁輪部）に中心部の抜けた echo-free space として認め，心内腔と交通していることが多い。
    b. **腱索断裂**（ruptured chordae tendineae）：腱索に感染が及ぶと断裂をきたし，弁逆流は増悪する。さらに断裂が進むと弁が反転（flail valve）するようになる。
3. **基礎心疾患の検索**：85％は基礎心疾患があり，vegetation はその異常部位に付着する。

3. ドプラ法

弁逆流の有無：弁に感染すると多少とも弁逆流をきたし，僧帽弁閉鎖不全など弁膜症では逆流は増悪する。カラードプラ法を用いて弁逆流の有無と重症度を必ずチェックする。IE の中でもブドウ球菌による IE や大動脈弁の感染による IE は弁閉鎖不全から心不全を来しやすい点は要注意である。

弁膜症（VHD） 3

■感染性心内膜炎（IE）の心エコー検査の Key Points

▽断層法：
1. **疣贅（vegetation）の描出**
    僧帽弁と大動脈弁は胸骨左縁長軸像でイメージを絞り，探触子を左右に十分振ってよく調べる．
    疣贅は基礎心疾患のある弁に付着し，僧帽弁が高頻度．
    MR では僧帽弁の左房側，AR では大動脈弁の左室側の弁腹に付着．
2. **合併症の有無**
    弁周囲膿瘍（弁輪部に中心部のぬけた echo-free space）
    腱索断裂（腱索に感染が及ぶと断裂をきたして MR は増悪）
3. **基礎心疾患の検索**
    85％は弁膜症（MR，AR）や先天性心疾患（VSD）などの基礎心疾患がある．

▽ドプラ法：
1. **弁逆流の有無と重症度の評価**
    弁に感染すると多少とも弁逆流をきたし，MR，AR などの逆流は増悪．
    カラードプラ法で弁逆流の有無と重症度をチェック．
    ブドウ球菌の IE と大動脈弁感染の IE は弁閉鎖不全の進行に要注意．

II. 疾患各論

K 人工弁機能不全（Prosthetic Valve Dysfunction）

1. 断層法

　　機械弁では弁のエコー輝度が高く多重反射を起こし，弁の異常を判定することはきわめて難しい。生体弁でも弁周囲の ring のため多重反射を起こしやすい。術後人工弁が明らかに正常である間に心エコー図を記録しておくことは，その後の比較に役立つ。

1. **血栓形成**（clot formation）：弁に付着する mass として認められる最も一般的合併症だが，経胸壁心エコーの断層法での描出は難しい。
2. **弁の裂開**（valve dehiscence）：僧帽弁では収縮期に左房内へ，大動脈弁では拡張期に左室内へ突出する rocking motion を示すものであるが，多くは弁逆流を合併する。
3. **弁の疣贅**（vegetation）：機械弁では弁輪の縫着部位に形成されることが多いとされる。一般的合併症の一つだが，血栓と同様に経胸壁心エコーでは描出困難であり，30％程度しか描出できない。

2. ドプラ法

1. **弁狭窄の有無**：生来の弁より人工弁を通る血流は速く，その程度は人工弁の種類によって多少異なるが，僧帽弁では弁口の血流速が 2.0 m/sec 以上，大動脈弁では 3.0 m/sec 以上で異常とする。大動脈弁狭窄症と同様，人工弁でも $\Delta P = 4 \times V^2$ より圧較差を推測でき，人工弁の血流が 3 m/sec なら $4 \times 3^2 = 36$ mmHg の圧較差が推測される。

> 人工弁の圧較差（mmHg）＝ 4 ×（人工弁口の血流速）^{2}

2. **弁逆流の有無**：正常の人工弁でもほとんどの例で軽度の弁逆流は存在する。カラードプラ法で弁逆流の有無をチェックするが，人工弁による多重反射のために病的逆流でも 40％程度しか逆流 jet を検出できない。特に僧帽弁では逆流 jet の範囲より弁逆流の重症度を評価することがきわめて難しい。そのため僧帽弁逸脱症の項で述べたように，僧帽弁の左室側に小さなモザイクの acceleration flow を認めれば中等度以上，その面積が 1cm^2 以上ならば重症の僧帽弁閉鎖不全があると考え，経食道心エコーで精査すべきである。

弁膜症（VHD）

■経食道心エコー（transesophageal echocardiography：TEE）

TEEでは血栓やvegetationを90％以上の例で描出できる．弁逆流もほぼ100％検出でき，逆流の重症度と部位すなわちtransvalvularかparavalvular leakageの鑑別も可能である．人工弁（特に僧帽弁）に感染性心内膜炎の合併など異常が疑われたら必ずTEEを施行する．

■人工弁機能不全の心エコー検査のKey Points

▽断層法：

1. **多重反射で描出困難**
   機械弁（生体弁では弁周囲ringのため）では多重反射のために描出困難である．
   術後人工弁が正常の間に心エコー図を記録しておき，その後の比較に役立てる．

2. **合併症の有無の検索**
   血栓形成（弁に付着するmassとして認めうる最も一般的合併症）．
   弁の裂開（僧帽弁では収縮期に左房へ，大動脈弁では拡張期に左室へ突出するrocking motion）．
   弁の疣贅（機械弁では弁輪の縫着部位に多い）．

▽ドプラ法：

1. **弁狭窄の有無と重症度の評価**
   弁口の血流速が僧帽弁では＞2.0 m/sec，大動脈弁では＞3.0 m/secを異常とする．
   人工弁の圧較差＝4×（弁口の血流速）^{2}

2. **弁逆流の有無と重症度の評価**
   カラードプラ法で弁逆流の有無をチェック．
   人工弁による多重反射のため40％程度しか病的逆流を検出できず．
   僧帽弁の左室側にacceleration flowを認めれば中等度以上のMR，その面積が＞1 cm^{2}なら重症MRを疑う．

Coronary Artery Disease：CAD

4 冠動脈疾患

A 壁運動異常（Wall Motion Abnormalities）

1. 壁運動異常の程度

1. **低収縮**（hypokinesis）：周囲の心筋の動きに比べて低下。定量的には左室自由壁で 10 mm 以下，心室中隔で 5 mm 以下とする。さらに低収縮の程度を mild, moderate, severe の 3 段階に分けて表現することが多い。
2. **無収縮**（akinesis）：壁運動が欠如。同時に壁厚（thickening）も収縮期，拡張期で変化しない。壁厚の変化は壁運動より特異的とされ，動いているようでも壁厚の変化がなければ無収縮である。正常の壁厚の変化は＞40％であり，＜10％ならば無収縮とする。
3. **奇異性収縮**（dyskinesis）：収縮末期に心室壁が拡張末期より外側に膨隆。
4. **心室瘤**（aneurysm）：奇異性収縮との違いは拡張期にも他の左室壁より外側に膨隆している点である。

2. 局所壁運動異常（segmental wall motion abnormality）

拡張型心筋症では左室壁全体がびまん性に低収縮（diffuse hypokinesis）のことが多いが，冠動脈疾患では狭窄病変を有する冠動脈の支配領域に限局した壁運動異常を示す。これを**局所壁運動異常**といい，局所壁運動異常の部位より冠動脈病変を推測できる。

B 冠動脈の支配領域

各断面像における冠動脈の支配領域は図 4-1 のようになる。

1. 胸骨左縁短軸像（parasternal short-axis view）

乳頭筋レベルの短軸像は左室壁運動を評価する上で最も重要な view であり，左前下行枝（LAD），左回旋枝（LCX），右冠動脈（RCA）の支配する領域をいずれも含んでいる。しかし僧帽弁レベルは固定されている上行大動脈との付着部にあたるため，前壁中隔が低収縮に見えやすいので注意する。図 4-2 に示すように，胸骨左縁短軸像と他の断面像との関係は心筋梗塞の範囲を考える上で重要で覚えておく必要がある。

2. 胸骨左縁長軸像（parasternal long-axis view）

大動脈弁下約 2cm までの心室中隔基部は第 1 中隔枝に栄養され，その領域に異常があれば左前下行枝近位部の病変が疑われる。なおこの view で見える左室後壁は左回旋枝の領域である。

3. 心尖部二腔像（apical 2-chamber view）

比較的描出の難しい view だが，心尖部付近の左室前壁はこの view でしか描出されず，心尖部〜左室前壁の異常に特に注意する。この view は心臓カテーテル検査の右前斜位（RAO）の左室造影像に相当する。

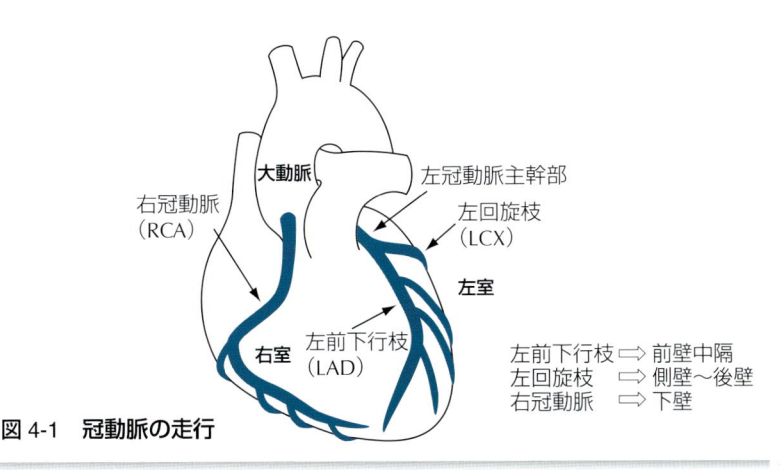

図 4-1　冠動脈の走行

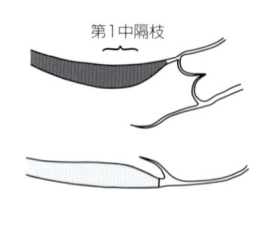

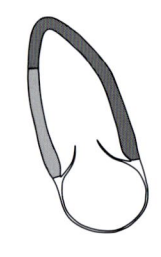

II. 疾患各論

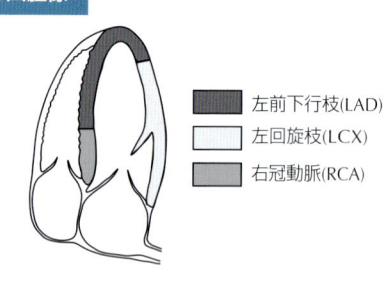

図 4-2 各断面像と冠動脈の支配領域の関係

4. 心尖部四腔像（apical 4-chamber view）

この view も 3 つの冠動脈の支配領域を含んでいる。左前下行枝は心尖部と心室中隔の心尖部側 2/3，左回旋枝は左室側壁，右冠動脈は心室中隔の心基部側 1/3 を支配する。胸骨左縁短軸像では側壁は肺がかぶって見にくいことがあり，その際はこの view で側壁をよくチェックする。

C 心筋梗塞（Myocardial Infarction：MI）

　　胸痛を訴え急性心筋梗塞が疑われる例では必ず心エコーを行う。胸痛が持続しても壁運動異常を認めなければ心筋梗塞の可能性は低く，壁運動異常を認めた場合には心筋梗塞が強く疑われ，責任冠動脈病変の推定とともに合併症の有無を評価する。なお急性心筋梗塞例では緊急冠動脈造影が行われるため，心エコー検査はカテ前に5分程度で迅速に行う。

1. 心筋梗塞と壁運動異常

　　貫壁性心筋梗塞（transmural MI）では左室壁運動は akinesis, dyskinesis もしくは aneurysm となる。心筋梗塞発症早期に経皮的冠血管形成術または血栓溶解療法を行うと，壁運動異常は1～2週間で hypokinesis もしくは正常範囲内まで回復する。しかし再開通までに時間がかかると akinesis のままのことが多いが aneurysm になるのは防げることが多い。

　　梗塞の範囲は akinesis の領域に相当するが，その周辺は hypokinesis に見えるために壁運動で評価すると過大評価しやすい。そのため壁厚の変化にも注意し，壁厚の変化しない部分を梗塞の範囲と考える方がよい。発症直後では梗塞以外の正常部分は代償性に hyperkinetic となり，逆に少しでも hypokinesis の部分が他にあれば多枝病変を疑う。

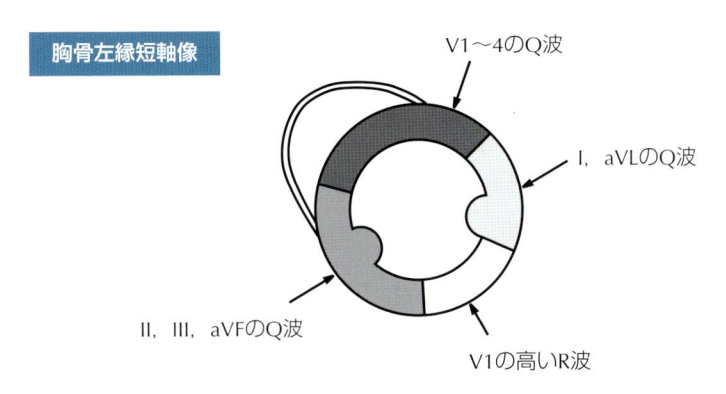

図4-3　異常Q波と壁運動異常の部位との関係

II. 疾患各論

2. 異常 Q 波／ST 上昇と壁運動異常の部位

心エコーでの akinesis の部位と異常 Q 波および ST 上昇を示す誘導とは図 4-3 のように対応する。心電図にて異常 Q 波や ST 上昇を認めたら，心エコーで予想される部位を特にチェックする。たとえば I, aVL に異常 Q 波もしくは ST 上昇を認めたら，肺がかぶって見にくい 3 時方向を注意する。しかし急性心筋梗塞の 40％の例では典型的な心電図所見を示さず（特に発症早期），そのような例では心エコーが特に有用であり，胸痛とともに左室壁運動異常を認めれば心筋梗塞が強く疑われる。

3. 心筋梗塞の合併症

1. **心室瘤**（ventricular aneurysm）：真性心室瘤（true aneurysm）と仮性心室瘤（pseudoaneurysm）の 2 つがある（図 4-4）。真性心室瘤は心筋梗塞のために薄くなった心室壁が膨隆したものであり，心尖部（前壁中隔梗塞）に多く認められ，壁在血栓を合併することも多い。仮性心室瘤は心室破裂に伴うもので側壁に比較的多く，心室瘤の壁には心筋は存在せず心膜で覆われているのみである。そのため早期手術を必要とし，真性と仮性心室瘤の鑑別は重要となる。仮性心室瘤では neck が aneurysm 自体より小さく，ドプラ法で neck の部分に 2 方向性の血流を認める特徴がある。

2. **自由壁破裂**（free wall rupture）：急性心筋梗塞の数％に合併。突然弱い梗塞壁が破れ，心タンポナーデとなって突然死をきたす。断層法では心嚢液（血液）貯留による心タンポナーデの所見を示す。

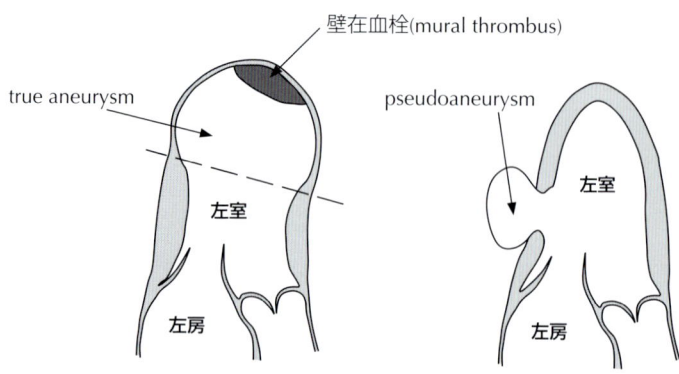

図 4-4　true aneurysm と pseudoaneurysm

冠動脈疾患（CAD） 4

3. **心室中隔穿孔**（ventricular septal perforation：VSP）：急性心筋梗塞の2%に合併。梗塞になった心室中隔の一部が破れて左→右シャント（左室→右室）をきたし，カラードプラ法では破れた中隔壁を通る異常血流を認める。心尖部近くの中隔壁に多いため，心尖部四腔像で前後に振ってよく観察する。

4. **僧帽弁閉鎖不全症**（MR）：原因として乳頭筋機能不全（papillary muscle dysfunction）と乳頭筋断裂（papillary muscle rupture）の2つがある。乳頭筋機能不全は梗塞による乳頭筋の線維化または左室拡大によって起こり，左室拡大に伴うMRは心不全の改善に伴って消失することが多い。乳頭筋断裂は急性心筋梗塞の1%に合併し，急速に重症MRをきたして著明な心不全となる。部位としては後内側乳頭筋が断裂することが多く，断層法にて断裂した乳頭筋の一部を描出することで診断される。

5. **壁在血栓**（mural thrombus）：真性心室瘤に合併し，多くは心尖部心室瘤の壁に付着する（写真4-1）。発症1週後に多く認められるが，この時点ではエコー輝度は低く見落としやすい。真性心室瘤を認めたら5MHzで心尖部をよくチェックする。内腔に突出し動きのある血栓は脳塞栓など塞栓症を併発しやすく要注意である。

6. **右室梗塞**（RV infarction）：多くは下壁梗塞に合併。右室の壁運動は評価が難しく，下壁梗塞で右室拡大を認めた時に疑う。

写真4-1　心筋梗塞（前壁中隔）例（断層法）
心尖部に付着した左室内血栓を認める(矢印).

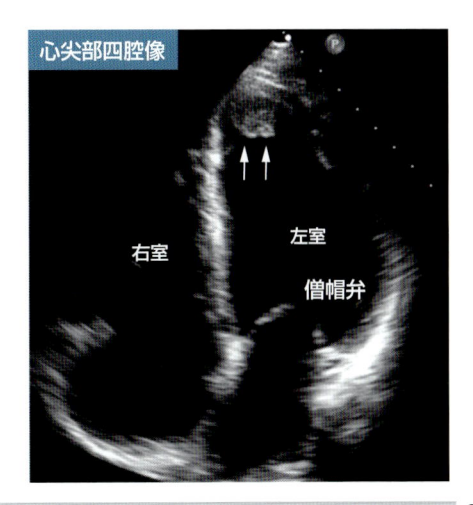

II. 疾患各論

■ポイント
　急性心筋梗塞例において今まで聴取しなかった収縮期雑音を聴取した場合には，心室中隔穿孔もしくは僧帽弁閉鎖不全（乳頭筋断裂）の合併を疑ってすぐに心エコーでチェックする．

■胸痛を訴える心血管系疾患と心エコーによる鑑別診断
1) **急性心筋梗塞**：左室の局所壁運動異常
2) **大動脈解離**：大動脈内に intimal flap
3) **急性心膜炎／心筋炎**：心膜炎では軽度の心嚢液貯留，心筋炎の合併では左室壁運動異常
4) **大動脈弁狭窄症**：大動脈弁の可動性低下と大動脈弁口血流速の増大
5) **肥大型心筋症**：著明な左室肥大（特に非対称性中隔肥大）
6) **肺塞栓症**：右室圧負荷

■急性心筋梗塞の心エコー検査の Key Points
▽断層法：
1. **左室壁運動異常の程度と範囲**
　壁運動異常の程度を低収縮，無収縮，奇異性収縮，心室瘤として評価．
　局所壁運動異常の部位より冠動脈病変を推測．
　胸骨左縁短軸像は左室壁運動の評価で最も重要な view．
　胸骨左縁長軸像で心室中隔基部の異常は LAD 近位部病変を疑う．
　心尖部二腔像では心尖部〜左室前壁に注意．
　心尖部四腔像で心尖部は LAD，側壁は LCX，心室中隔の心基部は RCA 領域．
2. **心室瘤と壁在血栓の評価**
　真性心室瘤は心尖部に多く認め，壁在血栓の合併をチェック．
　仮性心室瘤は側壁に多く，neck が aneurysm 自体より小さい．
　仮性心室瘤は早期手術を必要とし，真性と仮性心室瘤の鑑別は重要．

▽ドプラ法：
1. **僧帽弁閉鎖不全（MR）の有無と重症度の評価**
　左室拡大に伴う MR は心不全の改善に伴って消失することが多い．
　乳頭筋断裂による MR は重症 MR．断層法で断裂した乳頭筋を認める．
　カラードプラ法にて MR の重症度を評価．
2. **心室中隔穿孔の可能性**
　カラードプラ法で破れた中隔壁を通る異常血流（左室→右室）を検出．
　心尖部近くの中隔壁に多く，心尖部四腔像で前後に振って観察．
　収縮期雑音を聴取したら心室中隔穿孔と MR（乳頭筋断裂）を疑う．

冠動脈疾患（CAD） 4

D 狭心症（Angina Pectoris）

　狭心症では発作時（胸痛時）以外は ST 変化はなく，左室壁運動も正常なことが多い。すなわち心エコーで左室壁運動は正常でも狭心症は否定できない。逆に非発作時（安静時）に低収縮を認めたら，少なくとも 99％の高度狭窄か以前に非貫壁性梗塞を起こしていると考えるべきである。

　安静時には左室壁運動は正常であっても運動によって虚血が誘発されると低収縮となるため，以前より狭心症の診断にトレッドミル運動負荷による**負荷心エコー法**（stress echocardiography）が用いられた。これは運動負荷前と直後で断層法を記録し，新たに低収縮が出現したら陽性と判定する。虚血時には壁運動異常は心電図変化や胸痛より早期に出現し，長く持続するとされるが，運動直後の記録は運動終了後 1～2 分で記録完了すべきとされる。心筋シンチと同程度の診断精度とされるが，運動中や直後の心エコー図記録の技術的困難さのために一般的ではない。

■ドブタミン負荷心エコー法（dobutamine stress echocardiography）

　強心剤の 1 つのドブタミンを用いた薬物負荷心エコー法は，負荷中の心エコー図記録が容易なために運動負荷心エコー法より一般的となった．心室頻拍など重篤な副作用の頻度は 1％以下で，心筋シンチと同程度の診断精度をもつとされる．しかしそれだけの診断精度を得るには熟練を要し，負荷心エコー法がその施設でルーチンになる必要がある．

　ドブタミン投与法は持続静注にて $5\mu g/kg/min$ で開始し，3 分毎に 10, 20, 30, $40\mu g/kg/min$ まで増加し，最大心拍数の 85％に達しない時はさらに硫酸アトロピン 0.25 mg を 1 分毎に静注する（最高 1.0 mg まで）．負荷前，負荷中および負荷後に胸骨左縁長軸像，短軸像（乳頭筋レベル）と心尖部四腔像，二腔像の 4 つの view を記録し，壁運動異常の出現または増悪を認めたら陽性とする．なお負荷中は各段階の 2 分半～3 分に壁運動を記録する．

　壁運動異常を定量化するために左室を 16 領域に分け（図 4-5），壁運動異常の程度は正常，低収縮，無収縮，奇異性収縮の 4 段階で評価する．多くの装置では 4 つの画像を同時表示でき，各 view での負荷前，低用量（5～$10\mu g/kg/min$），ピーク用量および負荷後の壁運動を一目で比較できる．心内膜をより明瞭に描出するためにハーモニック画像で記録し，きれいに描出できた 1 心拍だけを繰り返し再生するループ再生を用いる．

　心筋 viability の評価には低用量（5～$10\mu g/kg/min$）のドブタミン投与心エコー法が注目されている．しかし壁運動改善を起こすドブタミン投与量が梗塞の範囲や狭窄度によってかなり左右される点が注意を要する．

II. 疾患各論

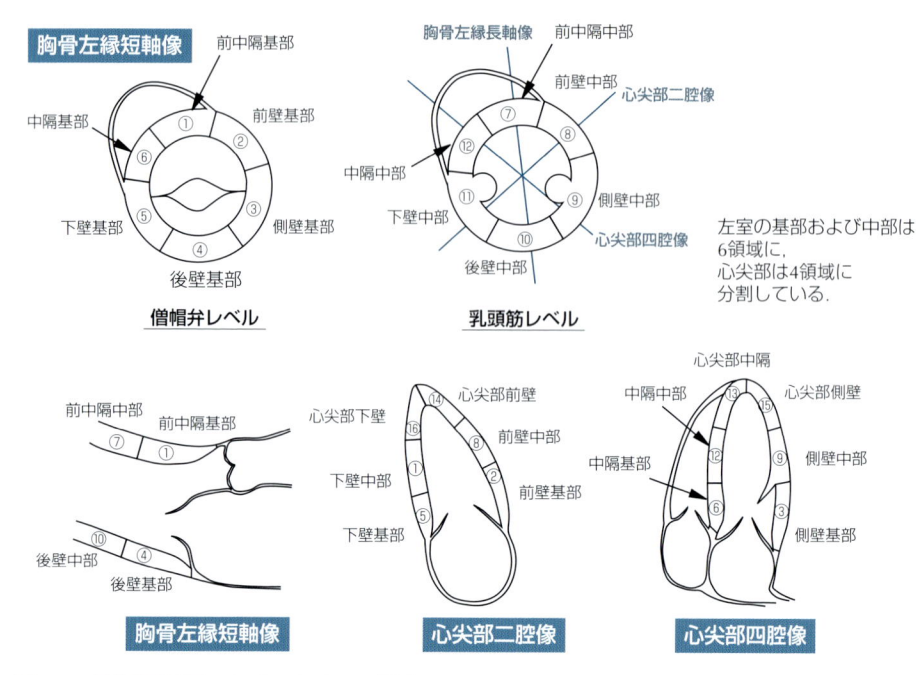

図 4-5 壁運動評価のための左室 16 領域

■狭心症の心エコー検査の Key Points
▽断層法:
1. **左室壁運動異常の有無**
   狭心症では発作時（胸痛時）以外は左室壁運動は正常なことが多い.
   非発作時の左室壁運動が正常でも狭心症は否定できず.
   非発作時に低収縮を認めたら, 高度狭窄ないし心筋梗塞の既往を疑う.
2. **左室壁運動異常の程度と範囲**
   壁運動異常の程度を低収縮, 無収縮, 奇異性収縮, 心室瘤で評価.
   低収縮を mild, moderate, severe の 3 段階に分類.
   局所壁運動異常の部位より冠動脈病変を推測.
   胸骨左縁短軸像は左室壁運動の評価で最も重要な view.
   心尖部二腔像では心尖部〜左室前壁に注意.
   心尖部四腔像で心尖部は LAD, 側壁は LCX, 心室中隔の心基部は RCA 領域.
3. **負荷心エコー法**
   安静時の左室壁運動は正常でも虚血が誘発されると低収縮になる.
   ドブタミン負荷心エコー法は心筋シンチと同程度の診断精度をもつ.

冠動脈疾患（CAD）

E 冠動脈の描出

　胸骨左縁短軸像で大動脈弁レベルより少し上方にて，図4-6のように上行大動脈より分岐する左冠動脈主幹部と右冠動脈起始部を描出できる。小児では少なくとも左前下行枝と左回旋枝への分岐直後まで描出しうる。断層法で明らかな途絶像を認めた時は狭窄病変が疑われ，カラードプラ法において狭窄部位ではモザイクを示すとされる。しかし成人例では異常を判定するのは難しいことが多い。川崎病に伴う冠動脈瘤では断層法で動脈瘤が描出されれば存在は間違いなく，川崎病による冠動脈瘤の経過観察には非侵襲的検査である心エコーがよく用いられる。

■冠動脈血流の検出
　最近の心エコー装置では経胸壁的にカラードプラ法を用いて左冠動脈主幹部から左前下行枝遠位部まで冠動脈血流を80％の例で描出できるとされ，パルスドプラ法で冠動脈血流速波形が得られる．しかし右冠動脈や左回旋枝では血流の検出が難しく，心エコーによる冠動脈血流の評価の適応はまだ確立されていない．

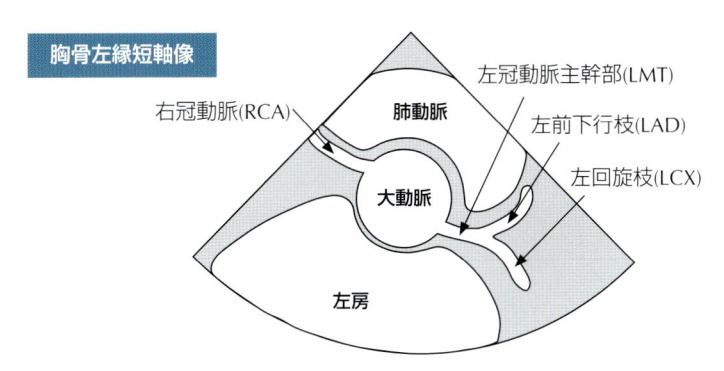

図4-6　冠動脈の描出

II. 疾患各論

5 Cardiomyopathies
心筋症

A 肥大型心筋症（Hypertrophic Cardiomyopathy：HCM）

1. 病因

通常は高血圧などに伴って左室肥大をきたすが，HCMは血圧とは無関係に心筋が病的に肥大する疾患である。HCMの約半数の例では常染色体優性遺伝の家族内発症が見られ，多くはミオシン重鎖遺伝子などの遺伝子異常による。左室肥大に基づく左室拡張能低下が基本病態とされ，多くの例では左室収縮能は正常である。

2. 心電図

多くはST-T変化を伴う左室肥大所見（SV1＋RV5,6＞35mmもしくはRI＋SIII＞25mm）を示す。40歳以下や血圧正常例で心電図上左室肥大所見を認めたら，HCMを疑う。20%の例では異常Q波を認める。

3. 肥厚パターンによる分類（図5-1）

以下の4つに分類される

1. **非対称性心室中隔肥大型**（asymmetric septal hypertrophy：ASH）
2. **心室中部肥大型**（mid-ventricular hypertrophy）
3. **心尖部肥大型**（apical hypertrophy）
4. **対称性肥大型**（diffuse hypertrophy）

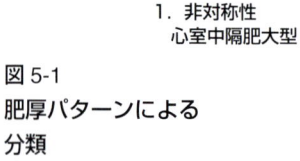

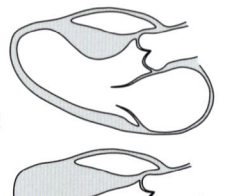

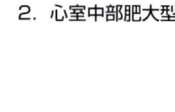

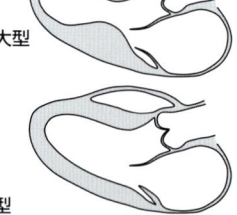

図5-1 肥厚パターンによる分類

1. 非対称性心室中隔肥大型
2. 心室中部肥大型
3. 心尖部肥大型
4. 対称性肥大型

4. 断層法・ドプラ法

1. **非対称性心室中隔肥大型**（図5-2, 写真5-1）：ASHを伴うもので，HCMの中では最も高頻度である。

    a. **非対称性中隔肥大(ASH)**：心室中隔厚≧13mmかつ心室中隔厚／後壁厚の比≧1.3の時にASHとする。この所見は有名だが非特異的であり，後壁梗塞や右室肥大例，S字状中隔でも満たしうる。

    b. **心筋のエコー輝度増強**：主に心室中隔で斑点状にエコー輝度が増強する（"speckling" pattern）。

    c. **僧帽弁収縮期前方運動**（systolic anterior movement：SAM）：僧帽弁が左室収縮期に心室中隔側に移動し，肥厚した心室中隔との間で左室流出路狭窄を起こす。僧帽弁が心室中隔に近くかつ長時間前方運動を示すほど，狭窄は重症となる。左室流出路狭窄のために閉塞性肥大型心筋症（hypertrophic obstructive cardiomyopathy：HOCM）と呼ぶが，HCM例の75％は非閉塞性である。

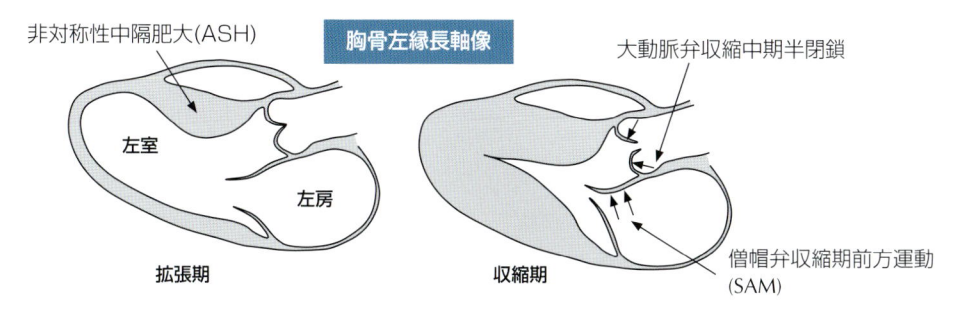

図 5-2　閉塞性肥大型心筋症の特徴的所見

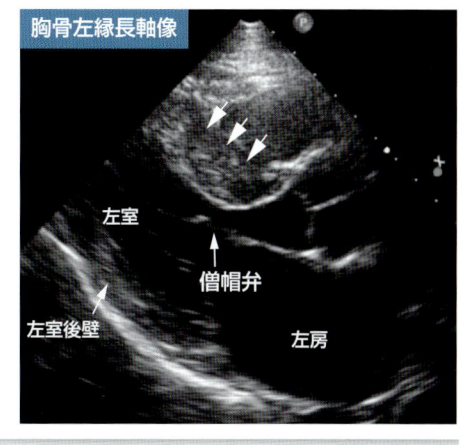

写真 5-1　肥大型心筋症例（断層法）
20 mmを超す著明に肥厚した心室中隔（ASH）を認める(矢印)

II. 疾患各論

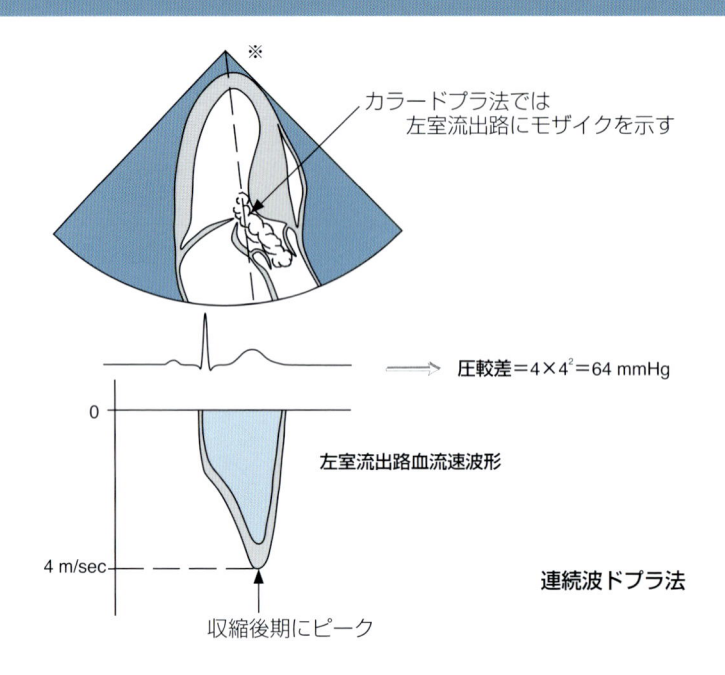

図 5-3 左室流出路狭窄の血流波形

カラードプラ法では左室流出路狭窄に伴って同部位にモザイクを伴う速い異常血流を認める（図5-3）．モザイクを示す左室流出路に連続波ドプラ法でビームをあてると，収縮後期にピークをもつ速い血流を検出し，流速を測定しうる．大動脈弁狭窄症のようにその流速より $\Delta P = 4 \times V^2$ の式を用いて左室流出路における圧較差が測定できる．

> 左室流出路の圧較差（mmHg）＝4×（左室流出路の血流速度）^{2}

■左室流出路狭窄の圧較差測定の注意点

左室流出路狭窄のあるHOCMでは僧帽弁閉鎖不全（MR）を合併することが多い．カラードプラ法にてよく観察し，MRの逆流ジェットと左室流出路狭窄の血流を間違えないように注意する．さらに連続波ドプラ法ではMRとは異なり，左室流出路狭窄の血流は収縮後期にピークをもつ特徴がある．

d. **大動脈弁収縮中期半閉鎖**（mid-systolic closure of AV）：左室流出路狭窄によって，収縮中期に大動脈弁を通る血流が減るため，大動脈弁の半閉鎖をきたす．SAM よりも左室流出路狭窄を強く示唆する．
e. **僧帽弁閉鎖不全症**（MR）：SAM および左房拡大に伴って，多くの HCM 例では MR を合併するため，カラードプラ法で必ず MR の有無と重症度をチェックする．MR の重症度は僧帽弁逆流ジェットの面積および左房の面積との比，さらに vena contracta 幅から評価する．

> ■**S 字状中隔**（sigmoid septum）
> 心室中隔上部が限局して肥厚と左室流出路への突出をきたし，心室中隔が S 字状になったものである．HOCM のように SAM や左室流出路狭窄をきたすが，血圧の高い高齢者によく認められる．

2. **心室中部肥大型**：左室中央部の著明な肥大によって左室内腔はひょうたん型を示す．収縮期に左室中央部で狭窄をきたすことがあり，その場合にはカラードプラ法でその部位にモザイクを伴う異常血流を認める．非対称性心室中隔肥大型と同様に，連続波ドプラ法でビームをあてると速い血流を検出し，その流速より圧較差を推測できる．
3. **心尖部肥大型**：欧米人より日本人に多いタイプとされ，心電図では巨大陰性 T 波を示す特徴がある．心尖部に近いほど左室壁厚は増加し，左室内腔はスペード型を示す．胸骨左縁長軸像では異常を認めないことが多いため，心尖部断面像で注意深くチェックする必要がある．
4. **対称性肥大型**：血圧正常例や 40 歳以下で左室肥大を認めた時は本症を疑う．しかし心エコー図では高血圧に伴う左室肥大との鑑別は不可能である．

II. 疾患各論

■肥大型心筋症（HCM）の心エコー検査の Key Points

▽ **断層法：**

1. **左室肥大の有無と肥厚パターンの分類**
   肥厚パターンから4つに分類．
   非対称性心室中隔肥大型，心室中部肥大型，心尖部肥大型，対称性肥大型．
   心尖部肥大型は心尖部断面像でよくチェック．

2. **非対称性心室中隔肥大型（ASH）と僧帽弁収縮期前方運動（SAM）**
   心室中隔厚≧13mm かつ中隔厚／後壁厚の比≧1.3 の時に ASH．
   僧帽弁が左室収縮期に心室中隔側に移動して左室流出路狭窄を起こす（SAM）．

3. **心筋のエコー輝度増強**
   主に心室中隔で斑点状にエコー輝度が増強（"speckling" pattern）．

▽ **ドプラ法：**

1. **左室流出路狭窄の評価**
   カラードプラ法では左室流出路狭窄に伴う異常血流の検出．
   心室中部肥大型では左室中央部で狭窄をきたす．
   連続波ドプラ法で収縮後期にピークの速い血流の流速より圧較差を推測．
   左室流出路の圧較差（mmHg）＝4×（左室流出路の血流速度）^{2}

2. **僧帽弁閉鎖不全（MR）の有無と重症度の評価**
   カラードプラ法で左室収縮期に左房内への僧帽弁逆流ジェットの検出．

B 拡張型心筋症（Dilated Cardiomyopathy：DCM）

1. 病因

1. **原発性**：特発性（idiopathic）
   心筋が変性および線維化をきたし，その結果左室収縮力が低下して左室が拡大する。20〜30％の例は遺伝子異常と考えられている。
2. **二次性**：アルコール性（alcoholic），心筋炎（myocarditis）

> ■**虚血性心筋症**（ischemic cardiomyopathy）
> 心筋梗塞を繰り返した結果として DCM のようになったもので，通常 DCM とは別に扱う．心エコー図だけでは鑑別困難なことが多いが，明らかな局所壁運動異常を認める場合には虚血性心筋症を疑う．CMCAD（cardiomyopathic syndrome due to coronary artery disease）ともいう．

2. 心電図

HCM と同様に左室肥大所見（SV1＋RV5,6＞35 mm）を満たすことが多いが，ST-T 変化は軽度である。多くは左房負荷所見（V1 の陰性 P 波＞1 mm^2）を伴う。さらに左室拡大所見（RV6／RV5＞1）や異常 Q 波を示すことがある。

3. 断層法

1. **広範な左室壁運動異常**：多くの例ではびまん性左室低収縮（diffuse hypokinesis）を示すが，40％の例では局所壁運動異常を示すため，虚血性心筋症との鑑別は難しい。低心拍出量を反映して僧帽弁や大動脈弁の振幅は低下し，左室駆出率（LVEF）と左室内径短縮率（％FS）も低下する。左室駆出率については M モード法だけでなく，断層法にて心尖部二腔像と心尖部四腔像における左室内腔（左室収縮末期と拡張末期）をトレースして modified Simpson 法による左室駆出率の算出も行う（1 章を参照）。左室拡張末期径とともに左室駆出率は DCM の予後および経過をみる上で重要な指標となるので，きちんと評価しておく。

2. **著明な左室拡大**(LV dilatation)：Mモード法で左室拡張末期径 5.5 cm以上を示し，虚血性心筋症より DCM の方が左室拡大は著明である。
3. **左房拡大**（LA dilatation）：Mモード法で左房径 4.2 cm 以上。
4. **壁在血栓**(mural thrombus)：心筋梗塞と同様に，壁運動の低下した心尖部に壁在血栓を合併しやすい。特に心尖部が無収縮となっている例では心尖部を拡大し 5MHz を用いてよくチェックする。

4. ドプラ法

1. **tethering に伴う僧帽弁閉鎖不全症（MR）**：著明な左室拡大のために乳頭筋が外側に変位するとともに腱索が弁尖を心尖部方向へ牽引し，弁尖がうまく接合できなくなり，MR を合併することが多い。DCM に限らず，左室拡大のある時は必ず MR の有無と重症度をチェックする。MR の重症度は僧帽弁逆流ジェットの面積および左房の面積との比，さらに vena contracta 幅から評価する（MR の項を参照）。
2. **左室流入血流速波形と組織ドプラ法の僧帽弁輪部移動速度**：DCM 例の多くは慢性心不全の状態にあり，左室拡張末期圧および左房圧も高いことが多い。パルスドプラ法の左室流入血流速波形にて拘束型波形（E／A 比＞2）は左房圧上昇（＞20 mmHg）を示唆する。さらに組織ドプラ法の僧帽弁輪部移動速度 E'波との比 E／E'は左室拡張末期圧および左房圧と正相関することが示されており，E／E'比≧15 は左房圧上昇＞12 mmHg を示唆する。

左室流入血流速波形
E／A 比＞2 かつ左室収縮能低下（EF＜40％）→ 左房圧≧20 mmHg

組織ドプラ法の僧帽弁輪部移動速度
E／E' 比≧15 → 左房圧上昇＞12 mmHg

■拡張型心筋症（DCM）の心エコー検査の Key Points

▽断層法：
1. **左室壁運動異常の評価**
   多くの例ではびまん性左室低収縮を示すが，40%は局所壁運動異常を示す．
   左室収縮能の評価に左室駆出率を M モード法だけでなく断層法にて modified Simpson 法による左室駆出率の算出も行う．
2. **左室拡大**
   M モード法で左室拡張末期径 5.5cm 以上．
   DCM の経過をみる上で左室駆出率とともに重要な指標．
3. **壁在血栓**
   特に心尖部が無収縮の例では心尖部を拡大してよくチェック．

▽ドプラ法：
1. **僧帽弁閉鎖不全（MR）の有無と重症度の評価**
   著明な左室拡大のために tethering による MR 合併が多い．
   カラードプラ法で左室収縮期に左房内への僧帽弁逆流ジェットの検出．
   MR の重症度は MR jet area，MR jet area／LA area 比と MR vena contracta 幅の 3 つから判定．
2. **左室流入血流速波形と組織ドプラ法の僧帽弁輪部移動速度**
   パルスドプラ法の左室流入血流速波形で拘束型波形（E／A 比＞2）は左房圧上昇（＞20 mmHg）を示唆．
   組織ドプラ法の僧帽弁輪部移動速度 E' 波との比 E／E'≧15 は左房圧上昇（＞12 mmHg）を示唆．

II. 疾患各論

C 拘束型心筋症（Restrictive Cardiomyopathy：RCM）

1. 病 態

　　アミロイドなどが付着したために心筋が著明に硬くなり，心室が拡張できなくなった状態を拘束型心筋症という。非常に硬くなった左室への流入は拡張早期に急速流入してその後突然停止し，心臓カテーテル検査の左室圧測定では有名な"dip and plateau（$\sqrt{}$）"型波形を示す。拘束型心筋症（RCM）の原因としては，**アミロイドーシス**（amyloidosis）が最も多いとされ，サルコイドーシス（sarcoidosis）やヘモクロマトーシスは稀である。

2. 心電図

　　アミロイドーシスでは病態の進行とともにQRS波は低電位となる。すべての胸部誘導でQRS波の電位が10mm以下ならば明らかに低電位である。

3. 断層法

1. RCMを示唆する所見：
    a. **心筋のエコー輝度増強を伴う左室肥大（軽度）**：Mモード法にて左室壁厚1.2cm以上（1.1cm以上では軽度肥大）。右室肥大を伴うこともある。
    b. **左室壁運動は正常または軽度低下**
    c. **左室拡大はない**：左心不全症状にもかかわらず心エコー図上左室拡大がない時はRCMを疑う。
    d. **左房拡大**：左室拡張能障害のため左房は拡大する。Mモード法で左房径4.2cm以上。
2. RCMの原因としてアミロイドーシスを示唆する所見（図5-4）
    a. **特徴的な左室心筋のエコー輝度増強**（granular sparkling pattern）：ハーモニック画像では正常でも心筋全体の輝度が高く見えやすい。granular sparkling patternを疑った時にはハーモニックモードをOffにして再度観察してみる。
    b. **弁尖の肥厚**
    c. **心嚢液貯留**

3. RCM の原因としてサルコイドーシスを示唆する所見：
    a. 限局した左室壁の菲薄化と壁運動異常
    b. 主に左室の心基部（特に心室中隔）が侵される
    c. 乳頭筋機能不全による僧帽弁閉鎖不全症（MR）

4. **ドプラ法**
    1. **左室流入血流速波形の拘束型波形**：2章で述べたように，パルスドプラ法で記録した左室流入血流速波形から左室拡張能を推測できる。RCM では左室拡張能は著明に障害され，**拘束型 (restriction) 波形**を示す。すなわち E 波は著明に増大し A 波は低下して E／A 比は大（＞2）となり，E 波減速時間も短縮（＜150 msec）する。
    2. **組織ドプラ法の僧帽弁輪部移動速度の拡張早期波 E'波**：組織ドプラ法の E'波は RCM では＜8 cm/sec と低値を示し，左室流入血流速波形 E 波との比 E／E'は高値を示す。E／E'比≧15 は左房圧上昇（＞12 mmHg）を示唆する。後述する収縮性心膜炎では拡張早期 E'波および E／E'比は正常値を示すため，RCM と収縮性心膜炎の鑑別にも役立つ。

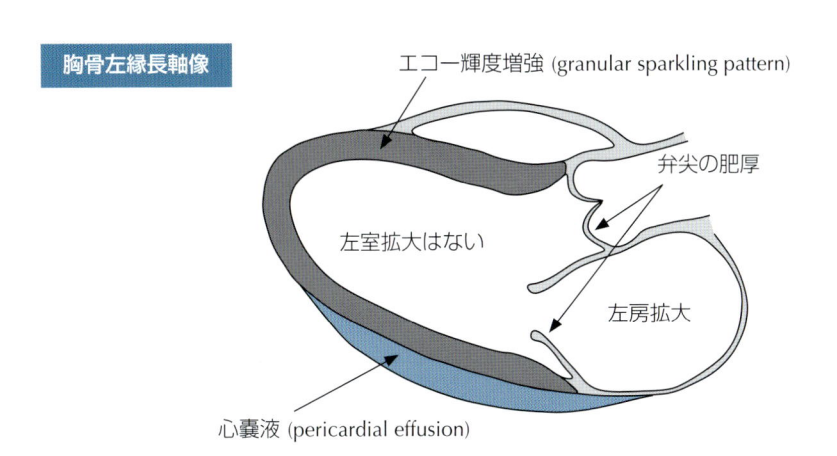

図 5-4 アミロイドーシスの特徴的所見

II. 疾患各論

■拘束型心筋症（RCM）の心エコー検査の Key Points

▽断層法：
1. **RCM を示唆する所見**
   心筋のエコー輝度増強を伴う左室肥大．
   左室壁運動は正常または軽度低下．
   左室拡大はないが，左室拡張能障害のため左房は拡大．
2. **アミロイドーシスを示唆する所見**
   特徴的な左室心筋のエコー輝度増強（granular sparkling pattern）．
   弁尖の肥厚と心嚢液貯留．
3. **サルコイドーシスを示唆する所見**
   限局した左室壁の菲薄化と壁運動異常（主に心室中隔の心基部）．

▽ドプラ法：
1. **パルスドプラ法の左室流入血流速波形で拘束型波形**
   左室拡張能は著明に障害され，左室流入血流速波形で拘束型波形を示す．
   E／A 比は大（＞2）となり，E 波減速時間は短縮（＜150 msec）．
2. **組織ドプラ法の僧帽弁輪部移動速度の拡張早期波 E'波**
   組織ドプラ法の E'波は＜8 cm/sec と低値を示し，左室流入血流速波形 E 波との比 E／E'は高値を示す．
   E／E'比≧15 は左房圧上昇＞12 mmHg を示唆．

D たこつぼ型心筋症（Takotsubo Cardiomyopathy）

1. 病態

多くは精神的・身体的ストレスを契機に突然の胸痛で発症して左室心尖部を中心とした風船状の壁運動異常をきたし，左室壁運動異常は数週間で正常化するという特徴を有する疾患である。冠動脈造影では冠動脈に狭窄を認めず，カテコールアミン心筋障害や多枝冠動脈攣縮などが原因とされる。

2. 心電図

広範な誘導でST上昇や陰性T波といった急性心筋梗塞に類似の所見を示すが，鏡面像のST低下を伴うことは少ない。しかし急性心筋梗塞との鑑別には冠動脈造影が必要である。

3. 断層法

心尖部を中心とした左室壁運動異常：心尖部を中心とした風船状の壁運動異常（無収縮〜奇異性収縮）と心基部の過収縮という特徴的なたこつぼ型の左室壁運動異常を示す（写真5-2）。左室壁運動異常は冠動脈の支配領域とは一致しないことが多く，数週間で正常化することが多い。

写真 5-2　たこつぼ型心筋症例（断層法）
左室の心尖部は無収縮で風船状(矢頭)となり，心基部はむしろ過収縮(矢印)となっている．

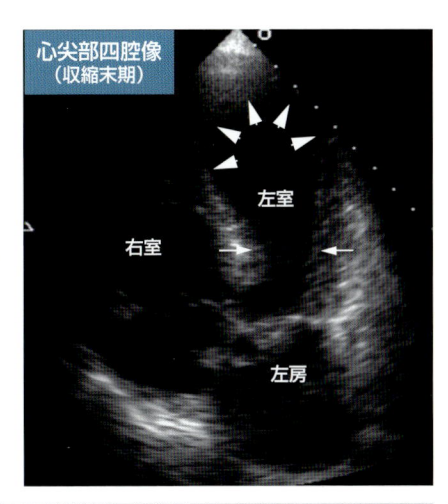

II. 疾患各論

Pericardial Disease

6 心膜疾患

A 心嚢液貯留 (Pericardial Effusion)

1. 心嚢液とは

　　　　心臓は**心外膜**(epicardium)と**心嚢膜**(pericardium)の2枚の膜に包まれ，正常でもその間に20〜50 mLの心嚢液が存在して潤滑油の役目をしている。この心嚢液が病的に増えると，心タンポナーデの病態を示すようになる。原因として腫瘍（肺癌などの転移），感染性心膜炎（ウイルス，結核，細菌），膠原病，特発性などがある。

2. 断層法

　　　　断層法では心嚢液は心臓の周囲に存在する echo-free space という透明な間隙として描出される（写真6-1）。

　1. 心嚢液と鑑別を要するもの
　　a. **心外膜下脂肪**（subepicardial fat）：心外膜に付着した脂肪も echo-free space（完全には echo-free でない）として描出されるが，胸壁と右室前壁の間だけに認めることが多く，収縮期と拡張期で厚さが変化しない特徴がある。心嚢液は臥位では主に左室後方から心尖部に貯留し，拡張期に echo-free space は小さくなる点で異なるが，心嚢液との鑑別が難しいこともある。
　　b. **胸部下行大動脈**：胸骨左縁長軸像では心臓の後部に存在する円形の echo-free space として描出されるが，ビームの方向を変えることで鑑別は容易である。
　　c. **胸水**（pleural effusion）：心嚢液は図6-1のように胸部下行大動脈の前方に位置するが，胸水は下行大動脈の後方に位置することで鑑別できる。

心膜疾患　6

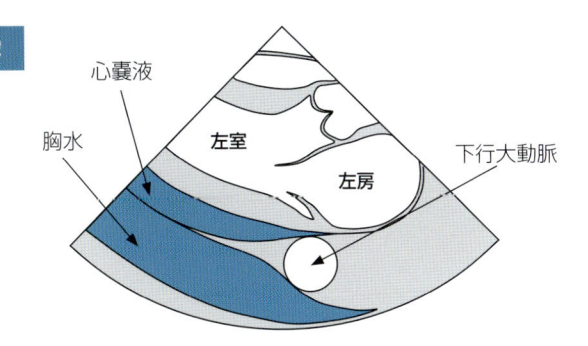

図 6-1　心嚢液と胸水の位置関係

(胸骨左縁長軸像　心嚢液／胸水／左室／左房／下行大動脈)

2. **心嚢液の量**：胸骨左縁長軸像において，正常では左室後方の僧帽弁輪部周辺に左室収縮期のみに echo-free space を認める。しかし心嚢液が 100mL 前後貯留すると拡張期にも echo-free space を認めるようになり，さらに心尖部側へと左室を取り囲む形で貯留していく。500mL 以上では右室前壁側にも出現し，さらに貯留すると大量の心嚢液の中を心臓が泳ぐような**振子様運動 (swing heart)** を示すことになる。

　一般に心嚢液の量は収縮期・拡張期とも左室後方にのみ echo-free space を認める時には少量 (small)，右室前壁側にも認めるが幅 1cm以下の時には中等量 (moderate)，左室を取り囲んで 1cm 以上の幅がある時には大量 (large) とする。なお左室拡張末期での心嚢液の幅と測定部位を記載するとともに報告書に測定した時の写真を添付しておくと，その後の経過観察に有用である。

写真 6-1　心嚢液貯留例（断層法）
左室の後方だけでなく，右室の前壁側にも心嚢液(矢頭)の貯留を認める.

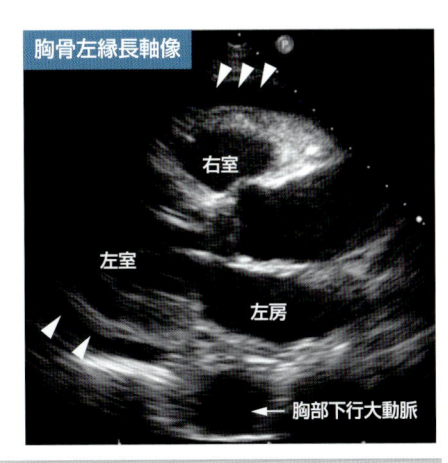

B 心タンポナーデ（Cardiac Tamponade）

1. 病態

心嚢液が大量に貯留すると，心臓を圧迫して心臓への血液流入を制限し，血圧低下および静脈圧上昇をきたす。これを**心タンポナーデ**という。大量に貯留しても心タンポナーデの症状を欠くことも多く，量だけでなく貯留速度も重要である。心タンポナーデの際は早期に心膜穿刺してドレナージする必要があり，穿刺部位は心エコーを用いて決める。

> **■心膜穿刺（pericardiocentesis）**
> 心膜穿刺を行う際は心電図と血圧をモニターし，上半身を30度起こした仰臥位とする．心エコーを用いて心嚢液までの距離が最短で，その間に肺と肝臓がない部位を探す．以前は剣状突起下からだけ穿刺したが，心嚢液まで遠い時は胸壁上で穿刺することも多い．心エコーで方向，深さをチェックし，21Gカテラン針で局所麻酔しながら心嚢液がひける所まで進める．血性の時はガーゼに滴下し，すぐに凝固せずに内側が濃く外側が薄い二重のシミをつくれば心嚢液である．カテラン針を挿入した部位と方向をよく覚えておき，エラスター針で再度穿刺し，エラスター針の外筒を通してガイドワイヤーを心嚢内に挿入する．ガイドワイヤーに沿って6Fのシースもしくはピッグテイルカテーテルを挿入する．3〜4日間留置して持続ドレナージもしくは6時間毎の吸引を行い，25mL/日以下となったら抜去する．十分ドレナージすることで再発は20%以下とされている．

2. 断層法

1. **拡張期右室虚脱**（RV collapse during diastole）：血圧低下などの心タンポナーデの臨床症状と一致して出現する最も重要なサイン。拡張期右室虚脱を認める場合には心タンポナーデと診断し，心膜穿刺を行うことが多い。図6-2のように主に右室流出路が虚脱し，胸骨左縁短軸像，長軸像および心尖部四腔像で描出できる。

2. **拡張期右房虚脱**（RA collapse during diastole）：心タンポナーデの臨床症状よりも早期に出現するため，特異性に問題はあるが感度は高い。すぐに心膜穿刺を行うことはないが，要経過観察の状態といえる。心尖部四腔像や胸骨左縁短軸像で描出される。

6 心膜疾患

胸骨左縁短軸像

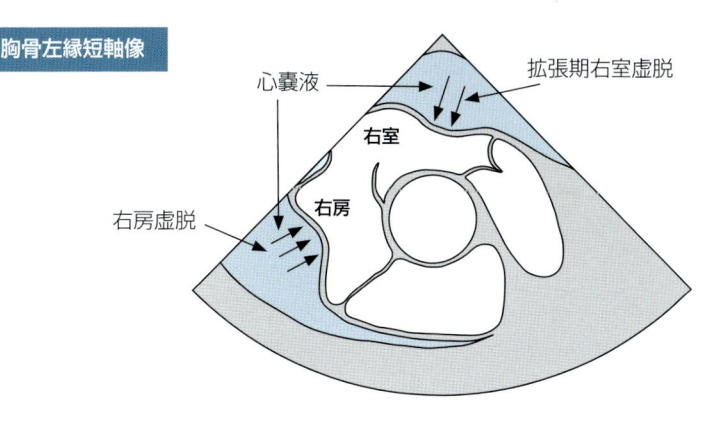

図6-2 心タンポナーデの特徴的所見

3. **下大静脈の拡大**（IVC dilatation）**と呼吸性変動の消失**：心嚢液貯留による心臓への流入障害のために下大静脈は拡大する．下大静脈径17 mm以上を下大静脈拡大とし，下大静脈径が吸気時に50％以下しか変動しない時に呼吸性変動の減少とする．
4. **心嚢液貯留**（pericardial effusion）：多くは中等量以上の心嚢液貯留を認めるが，大量でも心タンポナーデの所見がないことも多く，貯留速度も重要な因子である．

■**心嚢液貯留の心エコー検査の Key Points**

▽**断層法：**
1. **心嚢液と鑑別を要するもの**
   心嚢液は心臓周囲に存在する echo-free space として描出．
   心外膜下脂肪，胸部下行大動脈，胸水と鑑別が必要．
2. **心嚢液の量**
   左室後方のみに認める時少量，右室前壁側にも認めるが幅1 cm以下の時は中等量，左室を取り囲んで1 cm以上の幅がある時は大量．
3. **心タンポナーデを示唆する所見**
   拡張期右室虚脱は心タンポナーデのサイン．
   右房虚脱は心タンポナーデより早期に出現．
4. **下大静脈の拡大（≧17 mm）と呼吸性変動の消失**
   心嚢液貯留による心臓への流入障害のために下大静脈は拡大．
   吸気時に50％以下しか変動しない時に呼吸性変動の減少．

C 収縮性心膜炎（Constrictive Pericarditis）

1. 病態

炎症や腫瘍などによる心膜炎の結果として心膜の肥厚、癒着や石灰化をきたし、心臓の拡張障害を示すようになったもの。収縮性心膜炎では心臓外科術後が30%と多いが、特発性（25%）や心膜炎後（15%）も比較的多い。心臓カテーテル検査の心室内圧では"dip and plateau（√）"型波形を示す。

2. Mモード法

心室内圧曲線を反映して図6-3のような心室中隔と左室後壁に特徴的なMモード所見を認め、収縮性心膜炎の診断に有用である。

1. **左室後壁運動の拡張中期〜後期平坦化**（flattening of mid and late diastolic LV wall motion）：左室拡張障害のために左室後壁は拡張早期にはもはや拡張運動を停止して平坦となる。
2. **心室中隔の拡張早期後方運動**（early diastolic notch）**とそれに続く急激な前方運動**：正常でもみられる拡張早期後方運動が増大したもの。
3. **心室中隔の心房収縮期後方運動**（atrial notch）**とそれに続く急激な前方運動**：心室中隔の壁運動は心室自由壁の拡張障害に伴う左室圧と右室圧の相互関係によって生じる。

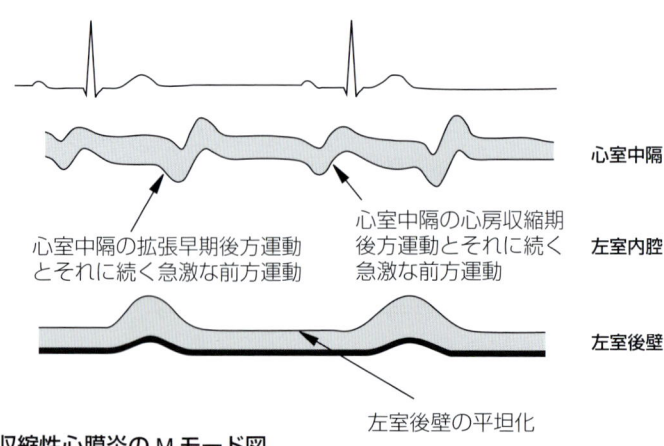

図6-3 収縮性心膜炎のMモード図

3. **断層法**
    1. **心膜の肥厚**（thickening of pericardium）：心臓の周囲にエコー輝度の高い帯（≧3mm）として認めうるが，判定困難なことが多い。心膜肥厚の有無と程度を正確に診断するにはMRI（または経食道心エコー）がよい。しかし心膜の肥厚がなくても癒着などによって収縮性心膜炎を来しうる点は要注意である。
    2. **左室後壁運動の拡張中期～後期平坦化**（flattening of mid and late diastolic LV wall motion）：胸骨左縁長軸像にてMモード図と同様に左室後壁運動の平坦化を認める。
    3. **下大静脈の拡大**（IVC dilatation）**と呼吸性変動の消失**：厚い心膜のため心房と心室は十分拡張できず，心臓への流入障害をきたすために下大静脈のみが著明に拡大する。下大静脈径17mm以上を下大静脈拡大とし，吸気時に50%以下しか変動しない時に呼吸性変動の減少とする。

4. **ドプラ法**
    1. **左室流入血流速波形の拡張早期E波の呼吸性変動**：パルスドプラ法による僧帽弁口の左室流入血流速波形において，収縮性心膜炎ではE波の血流速度が吸気時に呼気時より25%以上減少するのが特徴的である。健常例や拘束型心筋症（RCM）ではE波は呼吸性変動を示さず（＜10%），収縮性心膜炎と鑑別できる。
    2. **組織ドプラ法の僧帽弁輪部移動速度の拡張早期波E'波**：組織ドプラ法の拡張早期E'波は収縮性心膜炎では＞8cm/secと正常だが，RCMでは＜8cm/secと低値を示す。左室流入血流速波形のE波との比E/E'も収縮性心膜炎ではRCMと異なり正常値を示し，両者の鑑別に役立つ。

II. 疾患各論

■収縮性心膜炎の心エコー検査の Key Points

▽M モード法：
心室内圧曲線を反映して心室中隔と左室後壁に特徴的な M モード所見を示す．

1. **左室後壁運動の拡張中期～後期平坦化**
   左室拡張障害のために左室後壁は拡張早期に拡張運動を停止し平坦となる．
2. **心室中隔の拡張早期後方運動とそれに続く急激な前方運動**
3. **心室中隔の心房収縮期後方運動とそれに続く急激な前方運動**

▽断層法：

1. **心膜の肥厚**
   心臓の周囲にエコー輝度の高い帯（≧3 mm）．
   判定困難なことが多く，正確に診断するには MRI がよい．
2. **左室後壁運動の拡張中期～後期平坦化**
3. **下大静脈の拡大（≧17 mm）と呼吸性変動の消失（＜50％）**
   厚い心膜のために心房と心室は拡張できず，下大静脈のみが著明に拡大する．

▽ドプラ法：

1. **パルスドプラ法の左室流入血流速波形の拡張早期 E 波の呼吸性変動**
   収縮性心膜炎では E 波の血流速度が吸気時に 25％以上減少．
   健常例や RCM では E 波は呼吸性変動を示さず（＜10％）．
2. **組織ドプラ法の僧帽弁輪部移動速度の拡張早期波 E'波**
   拡張早期 E'波は収縮性心膜炎では＞8 cm/sec と正常だが，RCM では＜8 cm/sec と低値を示す．左室流入血流速波形 E 波との比 E／E'も収縮性心膜炎は RCM と異なって正常値を示す．

D 急性心膜炎・心筋炎（Acute Pericarditis／Myocarditis）

1. 病態

感冒様症状から数日して胸痛で発症することが多く，急性心筋梗塞との鑑別が問題となる。多くは特発性もしくはウイルス感染とされ，心筋炎を合併することもある。心膜炎の多くは良好な経過をたどるが，心筋炎合併例の中に急激な経過で体外循環を必要とする劇症型心筋炎があることは注意を要する。

2. 心電図

急性心膜炎ではaVRとV1誘導を除く全誘導で凹型ST上昇を示し，心筋梗塞のような鏡面像のST低下を伴わない。心筋炎の多くは心膜炎を合併するが，心膜炎を合併しない急性心筋炎では非特異的ST-T異常のみのことが多い。

3. 断層法

1. **心嚢液貯留**：急性心膜炎では心嚢液の貯留は軽度のみ（特に発症早期）のことが多い。
2. **左室壁運動異常と壁肥厚**：心筋炎を合併すると，びまん性左室壁運動低下とともに心筋浮腫に伴う左室壁肥厚を認めることが多い。劇症型心筋炎では著明な左室収縮能低下をきたすが，急性の経過のために左室拡大は伴わない。

■ポイント
急性心膜炎／心筋炎の多くは治療を要せず良好な経過をたどるが，中には数日以内に重症化する例があり，心エコーにて左室壁運動低下と心嚢液の貯留について注意深く経過をみていく必要がある．

II. 疾患各論

7 心臓腫瘍
Cardiac Tumor

A Normal Variants

　　知らないと，心臓内腫瘍と間違いうるものが，健常者でも認められる normal variants である（図 7-1）。

1. moderator band： 右室内（特に心尖部付近）に認められる心室中隔と右室自由壁を繋ぐ band 状のもので，心尖部四腔像にて描出される。
2. **下大静脈弁**（Eustachian valve）：右房内で下大静脈との移行部に認められる弁状のもので，時に下大静脈からの血流を閉塞しうる。
3. **キアリー網**（Chiari network）：右房内に見られる細い filament 状のものである。
4. **仮性腱索**（false tendon）：左室内によくみられる心室中隔と左室自由壁をつなぐ細い filament 状のもの。心筋梗塞例では心尖部の血栓と紛らわしいことがある。
5. **心房中隔瘤**（atrial septal aneurysm）：心房中隔が卵円窩の部位で薄い膜状の瘤となったもの。両心房間の圧較差を反映してフラフラ動く oscillation motion（振幅≧10mm）を示し，塞栓症の原因のひとつとされる。30%の例では卵円孔開存を合併する。

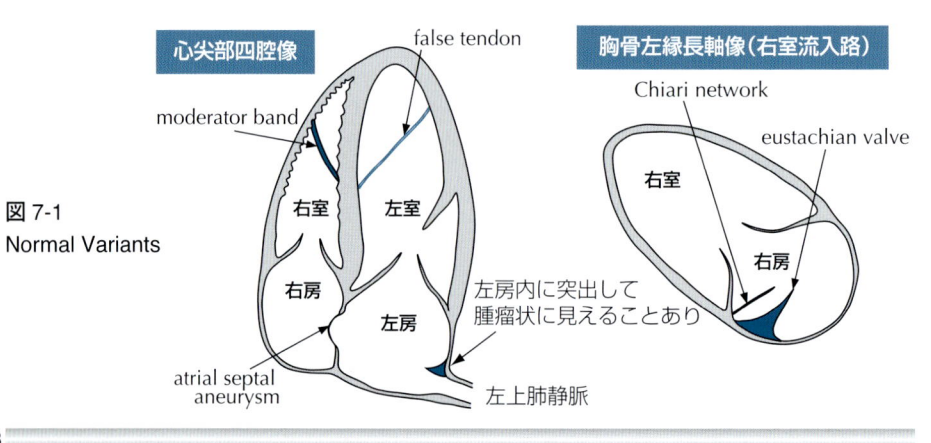

図 7-1
Normal Variants

B 原発性腫瘍 (Primary Cardiac Tumor)

　　成人の原発性腫瘍は**粘液腫（myxoma）**が大半を占める。粘液腫の95%は心房（左房75%，右房20%）に発生し，断層法で図7-2のように心房中隔に付着した茎（stalk）を持つ可動性に富む柔らかい腫瘤として描出される。良性腫瘍であるが塞栓症の併発が多いため，手術適応となる。稀に摘出後再発を起こすため，術後も心エコーで経過観察する必要がある。左房粘液腫では腫瘤が拡張期に僧帽弁口に移動して閉塞し，カラードプラ法では僧帽弁狭窄症のように僧帽弁口でモザイクを示すことも多い。

　　他に良性腫瘍として乳頭状線維弾性腫（papillary fibroelastoma）や横紋筋腫（rhabdomyoma）があるが稀である。乳頭状線維弾性腫は有茎性のことが多く，大動脈弁（ついで僧帽弁）に付着することの多い1cm以下の小さな腫瘤である。横紋筋腫の多くは心室内に認める乳児の腫瘤である。

　　悪性腫瘍としては，横紋筋肉腫（rhabdomyosarcoma）や血管肉腫（angiosarcoma）があるが，きわめて稀である．

> ■**左房内腫瘤の鑑別**
> 　心房中隔に付着した茎を認めれば，粘液腫として間違いない．鑑別すべきものに左房内血栓があるが，多くは左心耳または左房後壁に付着した茎のない腫瘤として描出される．左房と左上肺静脈との接合部も左房内に突出して膜状または腫瘤状に見えることがある（図7-1参照）．粘液腫に限らず左房内腫瘤は経食道心エコー（TEE）にて腫瘤の性状や進展，茎の有無を詳細に評価できるため，TEEの適応である．

図7-2　左房粘液腫

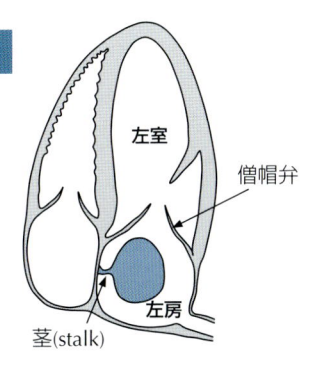

C 転移性腫瘍 (Metastatic Cardiac Tumor)

　　原発性腫瘍の 20 倍の頻度でみられる。心臓へは下大静脈もしくは上大静脈から直接浸潤することもあるが，多くは心膜への転移もしくは直接浸潤による癌性心膜炎の結果，心囊液貯留として出現する。肺癌，乳癌，メラノーマ，悪性リンパ腫の頻度が高い。

8 大動脈疾患

Diseases of the Aorta

A 大動脈解離（Aortic Dissection）

1. 病態

　　大動脈解離では動脈硬化などでもろくなった大動脈内膜に突然亀裂を生じ，大動脈内腔が**解離内膜**（intimal flap）によって真腔（true lumen）と**偽腔**（false lumen）に二分される。成因としては動脈硬化によるものがほとんどであり，高血圧のある高齢者に多いが，若年者ではMarfan症候群などで見られる。解離性大動脈瘤という言葉が以前多く用いられたが，必ずしも瘤状でなく亀裂を生じることが主体なため，近年大動脈解離という言葉を通常用いる。

2. 病型分類

　　病型分類としてはDe Bakey**分類**が有名で，図8-1のように上行大動脈から下行大動脈まで解離が及んだⅠ型，上行大動脈のみのⅡ型，下行大動脈のみのⅢ型に分類される。Ⅰ型とⅡ型解離は緊急手術の適応となるため，正確な病型診断が重要である。最近はStanford**分類**も用いられ，上行大動脈を含むか含まないかでA型とB型に分類し，A型解離は緊急手術の適応となる。

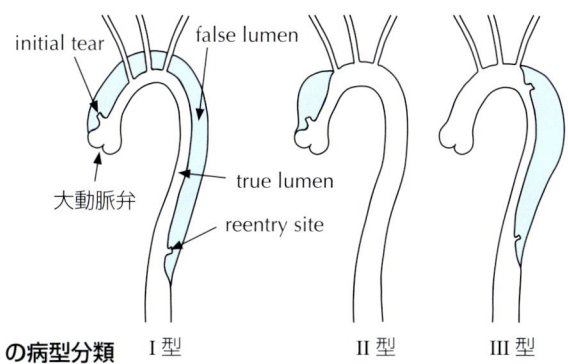

図8-1　De Bakeyの病型分類　　Ⅰ型　　Ⅱ型　　Ⅲ型

II. 疾患各論

胸骨左縁長軸像

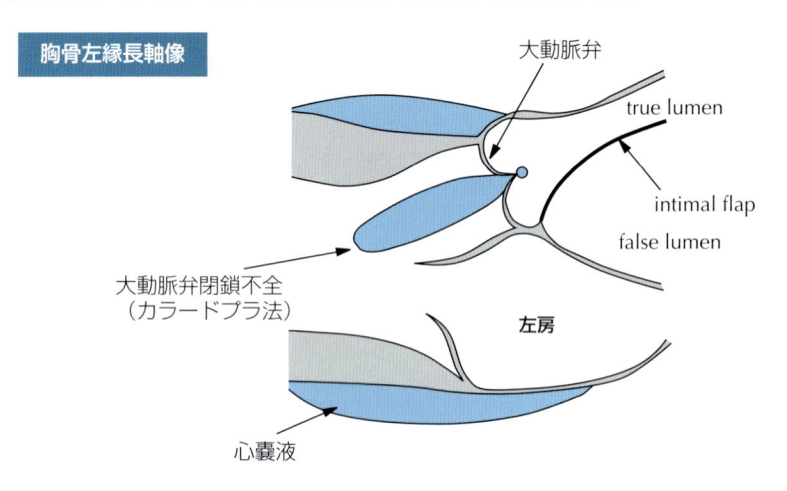

図8-2 大動脈解離の特徴的所見

3. 断層法・ドプラ法（図8-2）

1. **解離内膜**（intimal flap）：断層法にて大動脈内腔を横切る膜として描出され，大動脈解離の診断の決め手となる。上行大動脈は胸骨左縁長軸像および短軸像にてチェックする。胸部下行大動脈は胸骨左縁断面像にて心臓の後部に描出されるが，探触子より遠いために描出は難しい。しかし腹部大動脈まで解離が及ぶと，心窩部での描出が可能となる。

    解離内膜の診断にはカラードプラ法の併用が有用である。カラードプラ法によってintimal flapをはさんで真腔と偽腔の血流を観察しうる。真腔では収縮期に末梢側への血流を認めて内腔も拡大するが，偽腔の血流は真腔より遅れるか認めにくい。

> ■解離内膜の診断のポイント
> 動脈硬化の強い動脈では石灰化によるartifactのためにflapがあるように見えやすい．また心膜や肺動脈の多重反射でも上行大動脈内にflapがあるように見えることがある．心エコーの深度を変更して消失すればartifactの可能性が高い．flapを疑ったら，必ず1断面像だけでなくビームの方向が異なる他の断面像でも確認する必要がある．

2. initial tear：大動脈内膜に亀裂が始まった部分を initial tear といい，この部分より偽腔内へ血液が流入する。initial tear は I 型・II 型解離では上行大動脈の大動脈弁より数 cm 上方に，III 型解離では下行大動脈の左鎖骨下動脈分岐部直下に生じやすい。カラードプラ法にて initial tear を通って偽腔へ流入する血流を描出しうるが，経胸壁心エコーでは難しい。

■経食道心エコー（transesophageal echocardiography：TEE）
　食道と胸部下行大動脈は近接するために下行大動脈は極めて鮮明に描出でき，intimal flap だけでなく initial tear も描出できる．上行大動脈も鮮明に描出でき，大動脈解離の 99％を診断しうる．大動脈解離の診断精度は造影 CT や MRI と同等であり，CT や MRI に比べて迅速かつベッドサイドで施行でき，造影剤も不要という利点がある．無侵襲ではないが，鎮静剤を適宜使用することで過度の血圧上昇や合併症なく安全に行え，TEE のみで緊急手術を行なう施設もある．

3. **大動脈弁閉鎖不全症**（AR）：上行大動脈を含む I 型・II 型解離では上行大動脈の拡大を伴うことが多く，解離が大動脈弁輪部に及ぶと AR を合併する。カラードプラ法で AR の有無と程度を必ずチェックする。
4. **心嚢液貯留**（percardial effusion）：上行大動脈を含む I 型・II 型解離では解離が心膜に及ぶと，血性心嚢液の貯留，さらには心タンポナーデをきたす。少量でも心嚢液の貯留は不吉なサインといえ，要注意である。
5. **続発性心筋梗塞**：上行大動脈の起始部に解離が及ぶと，冠動脈を閉塞しうる（1％）。右冠動脈閉塞による下壁梗塞が多く，逆に下壁梗塞例では上行大動脈に解離がないかチェックすべきである。

II. 疾患各論

■**大動脈解離の心エコー検査の Key Points**

▽**断層法・ドプラ法：**

1. **解離内膜**（intimal flap）
   大動脈内腔を横切る膜として描出され，大動脈解離の診断の決め手．
   上行大動脈は胸骨左縁長軸像および短軸像にてチェック．
   大動脈石灰化などによる artifact が flap に見えやすい点は要注意．
   flap を疑ったら，1 断面像だけでなく他の断面像でも確認．
   カラードプラ法を併用して真腔と偽腔の血流を観察することも診断に有用．
2. initial tear
   カラードプラ法で initial tear を通って偽腔へ流入する血流を描出しうる．
3. **大動脈弁閉鎖不全症**（AR）
   解離が大動脈弁輪部に及ぶと AR を合併することが多い．
   カラードプラ法で AR の有無と重症度をチェック．
4. **心嚢液貯留**
   I 型・II 型解離では解離が心膜に及ぶと，血性心嚢液の貯留をきたす．
5. **続発性心筋梗塞**
   大動脈起始部に解離が及ぶと冠動脈を閉塞しうる（特に右冠動脈）．

9 先天性心疾患

Congenital Heart Disease：CHD

A 心房，心室，大血管の位置決定

　　成人ではまず不要だが，修正大血管転移など小児の先天性心疾患では右室と左室が逆のこともあり，最初に心房，心室，大血管の同定が必要である。

1. 心房の位置

　　解剖学的右房は上大静脈と下大静脈から血流を受ける心房として同定される。

2. 心室の位置（図 9-1）

　　以下のような心エコー図所見より解剖学的右室と左室を同定する。
1. **右室の特徴**：肉柱が著明で，右室の表面は粗である。右室内腔は三角形。三尖弁は僧帽弁より心尖部側に付着する。
2. **左室の特徴**：左室の表面は滑らか。2つの乳頭筋（papillary muscle）を有する特徴がある。

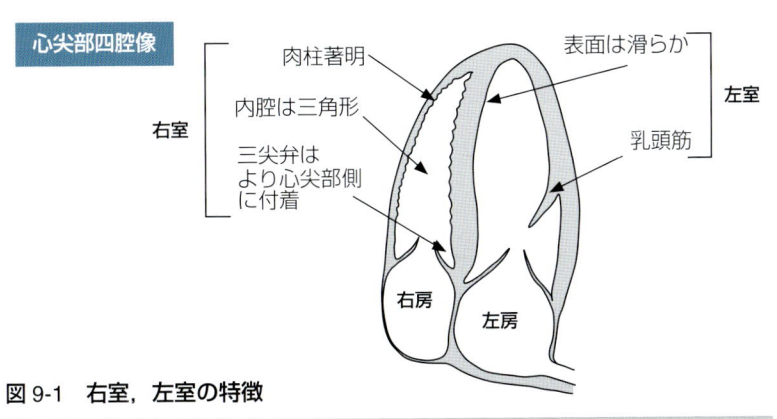

図 9-1　右室，左室の特徴

II. 疾患各論

3. 大血管の位置

主肺動脈は上行大動脈より前方に位置し，左右の肺動脈に分岐する。上行大動脈は主肺動脈より後方に位置し，大動脈弓を形成する。

B 心房中隔欠損症（Atrial Septal Defect：ASD）

1. 病　態

心房中隔に欠損孔（defect）があるために心房レベルで左→右シャントがおこる。シャント分の血流は左房→右房→右室→肺動脈→左房とぐるぐる回り，左房と右房，右室で容量負荷（volume overload）となる。その結果，左房と右房，右室の拡大をきたす。しかし比較的無症状のことが多く，成人になって初めて診断されることが多い。

2. 分　類

欠損孔の位置より，次のように分類される。

1. **二次孔欠損（中心部欠損）** secundum defect：最も多い（70%）。欠損孔は**卵円孔**（foramen ovale）の位置に相当する。
2. **静脈洞欠損（上位欠損）** sinus venosus defect：ASD の 15%。欠損孔は上大静脈との合流部に位置し，**部分肺静脈還流異常**（partial anomalous pulmonary venous return：PAPVR）を合併することが多い。
3. **一次孔欠損（下位欠損）** primum defect：ASD の 15%。心室中隔まで欠損が及ぶことが多く，**心内膜床欠損症**（endocardial cushion defect：ECD）とも呼ぶ。僧帽弁前尖には特徴的な裂隙（cleft mitral valve）を認め，僧帽弁閉鎖不全（MR）を併発しやすい。

3. 心電図

右室拡大のために右脚の伝導障害を起こし，心電図では不完全右脚ブロック（incomplete RBBB）を示すことが多い。

4. 断層法

1. **欠損孔（defect）の描出**：欠損孔の描出には図 9-2 のようにビームの方向と心房中隔が垂直となる心窩部四腔像が最適であり，欠損孔の部位も同定しうる（図 9-3）。二次孔欠損は 90% 診断可能であるが，静脈洞欠損は胸壁から遠く，欠損孔の描出は難しい。

先天性心疾患（CHD） 9

心窩部四腔像

図 9-2　心窩部四腔像（正常例）

二次孔欠損　　　　　　　静脈洞欠損　　　　　　　一次孔欠損

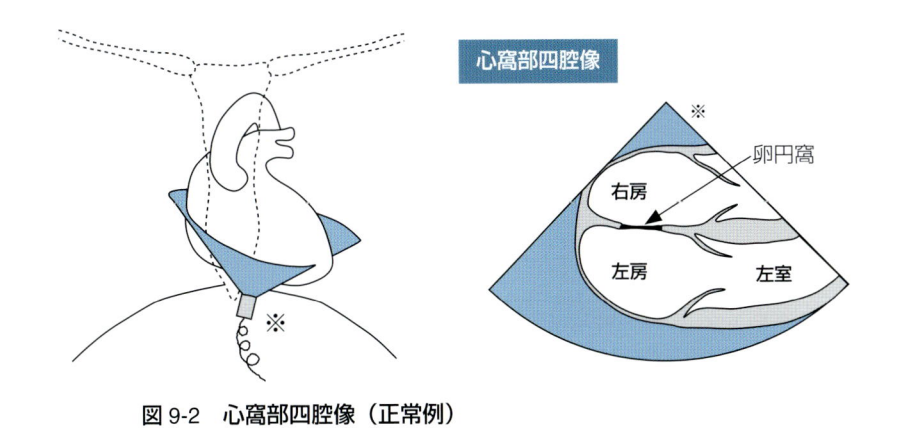

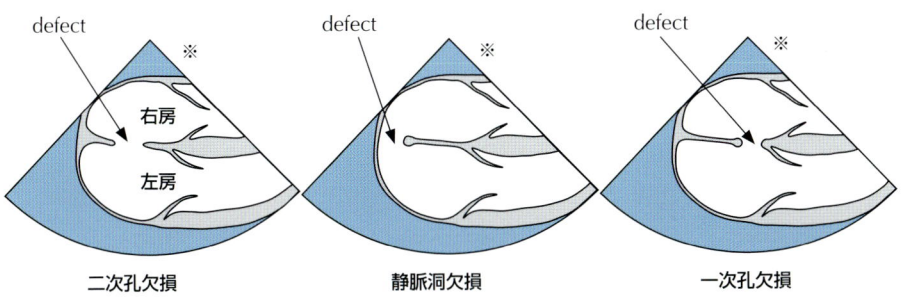

図 9-3　心房中隔欠損症の分類（心窩部四腔像）

　正常でも心房中隔の卵円窩の部位は薄いため，gain を落とし過ぎると欠損孔があるように見える。特に心尖部四腔像ではビームの方向と中隔が平行となるため，欠損孔があるように見えやすい。しかし正常では卵円窩に向けて次第に薄くなるように見えるが，二次孔欠損では図 9-4 のように突然中隔が中断するように見える。これを**"T" サイン**といい，ASD を疑って心窩部四腔像でさらにチェックする。

II. 疾患各論

心尖部四腔像

"T" sign
defect

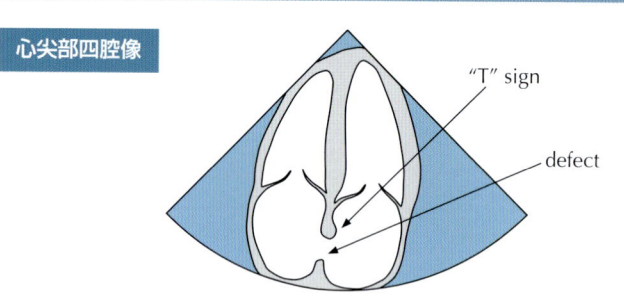

図 9-4　心房中隔欠損症（二次孔）の"T"サイン

2. **右室系への容量負荷所見**：
   a. **右房と右室の拡大**（RA，RV dilatation）：ASD は無症状のことが多く，一見健康な人に右房と右室の拡大を認めたら本症を疑う。心尖部四腔像で左房に比して右房が明らかに大きい時に右房拡大，左室内腔に比して右室内腔が明らかに大きい時に右室拡大とする。
   b. **心室中隔の拡張期扁平化**（diastolic IVS flattening）：手術適応（Qp／Qs＞2）となるような例では心室中隔の拡張期扁平化を認めることが多い。

5. ドプラ法

1. **欠損孔を通る異常血流**：カラードプラ法では心窩部四腔像で欠損孔を通って左房から右房に向かう異常血流を描出できる。異常血流を確認するためにパルスドプラ法で sample volume を欠損孔の中におくと，両心房間の圧較差を反映して左房から右房に向かう 2 峰性の異常血流を検出できる。
2. **Qp／Qs の算出**：2 章で述べた心拍出量の算出式を応用して Qp／Qs を算出できる。TVI と断面積を右室流出路（RVOT）と左室流出路（LVOT）で測定して算出する。有用な方法ではあるが，熟練を要し，測定困難なことも多い。右室流出路径と左室流出路径の計測の違いが二乗することもあり，大きな誤差を生みやすい。

$$Qp/Qs = 肺動脈血流/大動脈血流$$
$$= TVI_{RVOT} \times 断面積_{RVOT} / TVI_{LVOT} \times 断面積_{LVOT}$$

■**経食道心エコー**（transesophageal echocardiography：TEE）
　食道と心房は近接しており，TEE では心房中隔を鮮明に描出でき，静脈洞欠損を含めた全てのタイプの ASD を 100％診断できる．さらに欠損孔の部位診断だけでなく，大きさも詳細に評価でき，部分肺静脈還流異常の合併の有無も診断できる．そのため ASD 例および疑われる例（原因不明の右房と右室の拡大を認める例）では TEE を施行すべきである．

■**心房中隔欠損症（ASD）の心エコー検査の Key Points**
▽**断層法：**
1. **欠損孔（defect）の描出**
　欠損孔の描出にはビームの方向と心房中隔が垂直となる心窩部四腔像が最適．
　二次孔欠損は 90％診断可能だが，静脈洞欠損の描出は難しい．
　心尖部四腔像は欠損孔があるように見えやすいが，"T" サインは ASD を疑う．
2. **右房・右室の拡大と心室中隔の拡張期扁平化**
　一見健康な人に右房と右室の拡大を認めたら ASD を疑う．
　心室中隔拡張期扁平化は右室容量負荷と手術適応（Qp/Qs＞2）を示唆する．

▽**ドプラ法：**
1. **欠損孔を通る異常血流**
　カラードプラ法で心窩部四腔像で欠損孔を通って左房から右房に向かう異常血流を描出．
2. **Qp／Qs の算出**
　TVI と断面積を右室流出路（RVOT）と左室流出路（LVOT）で測定して算出．
$$Qp/Qs = 肺動脈血流/大動脈血流$$
$$= TVI_{RVOT} \times 断面積_{RVOT} / TVI_{LVOT} \times 断面積_{LVOT}$$

II. 疾患各論

C 心室中隔欠損症（Ventricular Septal Defect：VSD）

1. 病　態

心室中隔に欠損孔があるため，心室レベルで左→右シャントがおこる。シャント分の血流は左室→右室→肺動脈→左房→左室へとぐるぐる回り，左室，左房と右室の容量負荷（volume overload）となる。その結果，左室，左房と右室の拡大をきたす。

容量負荷の程度は欠損孔の大きさに強く影響され，小さな欠損ではほとんど容量負荷をきたさないが，大きな欠損では著明な左→右シャントをきたし，次第に肺高血圧症を合併してEisenmenger症候群になる。多くのVSDは心雑音のために小児期に診断され，成人までに手術で修復されることが多い。

> **■Eisenmenger症候群**
> VSD，ASDやPDAでは長年左→右シャントが続くと肺血管に異常をきたし，著明な肺高血圧症となる。その結果，右→左シャントとなってチアノーゼが出現する。この状態をEisenmenger症候群という。

2. 分　類

欠損孔の位置より，以下のように分類される（図9-5）。

1. **室上稜部欠損**（supracristal type）：VSDの5%。大動脈弁閉鎖不全（AR）を合併しやすい。

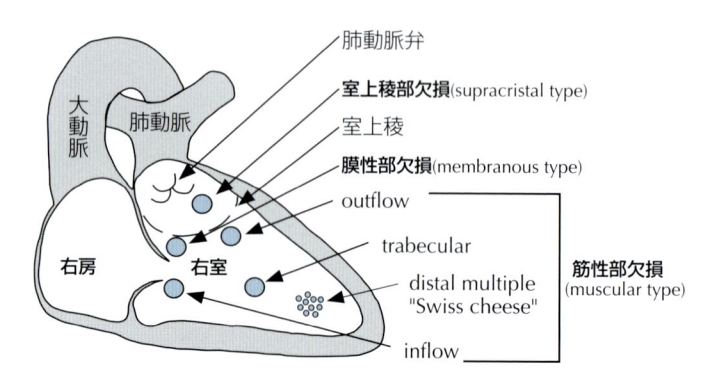

図9-5　心室中隔欠損症の分類

2. **膜性部欠損**（membranous type）：最も多い（75%）。多くは筋性部まで欠損が及ぶため，perimembranous type と言うことも多い。
3. **筋性部欠損**（muscular type）：VSD の 20%。筋性部欠損をさらに outflow, trabecular, inflow, distal multiple "Swiss cheese" に分けることもある。

3. 断層法

1. **欠損孔（defect）の描出**：欠損孔の描出および部位診断には，胸骨左縁短軸像と心尖部四腔像もしくは心窩部四腔像を用いる。膜性部欠損は 95%描出可能であり，胸骨左縁短軸像では図 9-6 のように三尖弁の心室中隔への付着部に欠損孔を認める。筋性部欠損は胸骨左縁短軸像または心窩部四腔像で描出され，膜性部欠損とは異なり，三尖弁の心室中隔への付着部と欠損孔との間に正常の心室中隔が存在する。室上稜部欠損は胸骨左縁短軸像で描出され，肺動脈弁の付着部に欠損孔を認める。

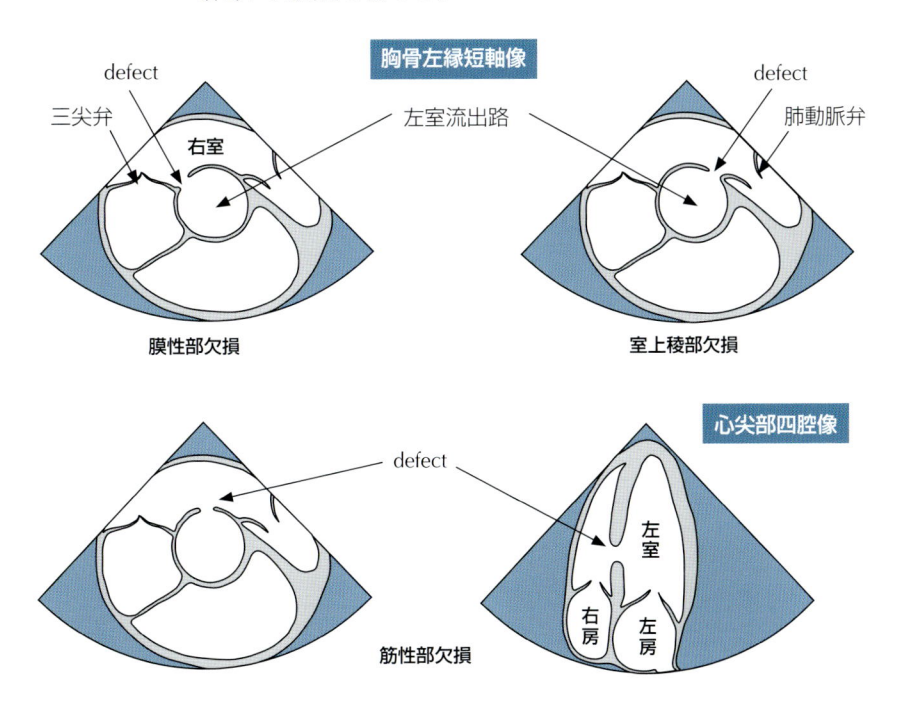

図 9-6 **心室中隔欠損症における欠損部位の診断**

2. **二次的所見**：中等度以上の VSD では左室，左房および右室の拡大をきたす。Eisenmenger 症候群では著明な肺高血圧所見すなわち心室中隔の収縮期扁平化（systolic IVS flattening）を認める。

4. ドプラ法

1. **欠損孔を通る異常血流**：カラードプラ法では胸骨左縁短軸像にて欠損孔を通って左室より右室へ向かうモザイクを伴う異常血流を描出できる。筋性部欠損は断層法での欠損孔の描出が難しいため，カラードプラ法での異常血流の検出が診断の決め手となる。さらに胸骨左縁短軸像では描出されず心尖部四腔像のみで異常血流を検出することもある。確認のためパルスドプラ法で sample volume を欠損孔の中におくと，収縮期に両心室間の圧較差を反映して左室より右室へ向かう異常血流を検出できる。
2. **大動脈弁閉鎖不全症（AR）**：室上稜部欠損では欠損孔が肺動脈弁と大動脈弁の間にあり，AR を合併しやすく，カラードプラ法で AR の有無をチェックする。
3. **Qp／Qs の算出**：ASD と同様に，心拍出量の算出式を応用して Qp／Qs を算出できる。心室レベルでシャントがあるため，TVI と断面積は肺動脈（PA）と大動脈（AO）で測定して算出する。有用な方法ではあるが，熟練を要し，測定困難なことも多い。

$$Qp／Qs = 肺動脈血流／大動脈血流 = TVI_{PA} \times 断面積_{PA} ／ TVI_{AO} \times 断面積_{AO}$$

先天性心疾患（CHD）9

■心室中隔欠損症（VSD）の心エコー検査の Key Points

▽断層法：

1. **欠損孔（defect）の描出と部位診断**
   膜性部欠損は胸骨左縁短軸像で三尖弁の心室中隔の付着部に欠損孔を認める．
   筋性部欠損は胸骨左縁短軸像または心窩部四腔像で描出され，三尖弁の心室中隔の付着部と欠損孔の間に正常の心室中隔が存在．
   室上稜部欠損は胸骨左縁短軸像で肺動脈弁の付着部に欠損孔．

2. **左室，左房および右室の拡大**
   中等度以上の VSD では左室，左房および右室の拡大をきたす．

▽ドプラ法：

1. **欠損孔を通る異常血流**
   カラードプラ法で欠損孔を通って左室より右室へ向かう異常血流を描出．
   筋性部欠損は断層法で描出が難しく，カラードプラ法で異常血流の検出が診断の決め手となる．

2. **大動脈弁閉鎖不全（AR）の評価**
   室上稜部欠損は AR を合併しやすく，カラードプラ法で AR をチェック．

3. **Qp／Qs の算出**
   TVI と断面積を肺動脈（PA）と大動脈（AO）で測定して算出．
   Qp／Qs＝ 肺動脈血流／大動脈血流
   　　　＝ $TVI_{PA} \times$ 断面積$_{PA}$／$TVI_{AO} \times$ 断面積$_{AO}$

D 動脈管開存症（Patent Ductus Arteriosus：PDA）

1. 病 態

動脈管（ボタロー氏管）は胸部下行大動脈と主肺動脈分岐直後の左肺動脈とを交通する小さな管で生後数時間で閉鎖する。この動脈管が生後閉じずに開存したままなのが PDA で，大動脈から肺動脈へ左→右シャントがおこる。シャント分の血流は大動脈→肺動脈→左房→左室→大動脈へと回り，左室と左房で容量負荷（volume overload）となる。その結果，左室と左房の拡大をきたす。

2. 断層法・ドプラ法

1. **動脈管の描出**：小児では胸骨左縁短軸像または胸骨上窩断面像にて動脈管を描出でき，カラードプラ法では図 9-7 のように動脈管を通って胸部下行大動脈から左肺動脈へと流れるモザイクを伴う異常血流が描出される。しかし成人では開存した動脈管とその異常血流を描出することは極めて難しい。そのため主肺動脈内で肺動脈弁閉鎖不全症（PR）がないのに肺動脈弁へ向かう異常血流を認めたら PDA を疑う。
2. **左房，左室の拡大**（LA, LV dilatation）：シャント血流による左心系への容量負荷を反映する。

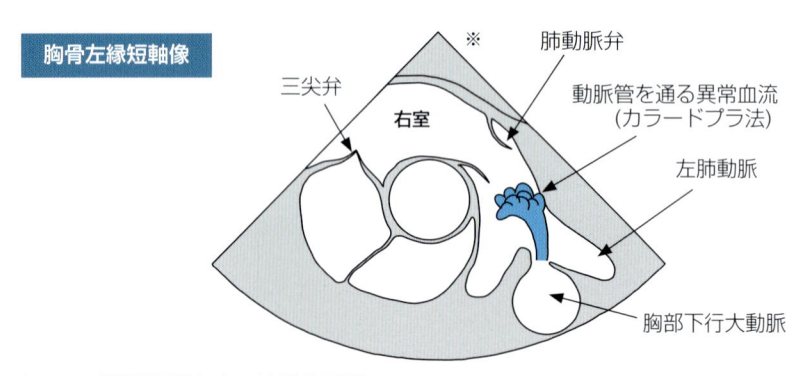

図 9-7 動脈管開存症の特徴的所見

E　エプスタイン奇形 (Ebstein's Anomaly)

1. 病　態

本症では三尖弁の中隔尖が著明に心尖部側に偏位して付着したために，本来の右室流入路は右房化し，右室の機能は右室流出路のみで行われている。さらに心房中隔欠損症 (ASD) や卵円孔開存症 (patent foramen ovale：PFO) を合併することが多い。

2. 断層法・ドプラ法 (図 9-8)

1. **三尖弁の中隔尖の著明な心尖部側への偏位** (abnormal apical location of TV septal leaflet)：三尖弁の中隔尖が僧帽弁の付着部より 12 mm ($8 mm/m^2$) 以上心尖部側に付着していれば診断は確実である。
2. **長くのびた三尖弁前尖** (abnormally elongated TV anterior leaflet)：三尖弁前尖は正常の位置にあるが，異常に長く伸びている。
3. **右房化右室** (atrialized RV)：前述 1 のため右室流入路は右房化し，右房は巨大となる。1～3 の所見は心尖部四腔像にて明瞭に描出できる。
4. **合併症**
    a. **心房中隔欠損症 (ASD) または卵円孔開存症 (PFO)**：多くの例で合併するために，その合併の有無を必ずチェックする。
    b. **三尖弁閉鎖不全症 (TR)**：変形，偏位した三尖弁のために，中等度以上の TR を合併することが多い。

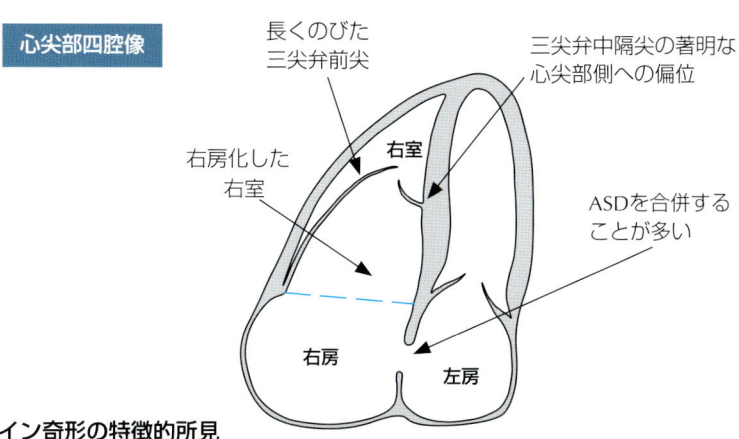

図 9-8　エプスタイン奇形の特徴的所見

F 三心房心（Cor Triatriatum）

1. 病態

左房内に異常隔壁を有する先天性心疾患で，異常隔壁によって肺静脈が還流する副室と僧帽弁を含む本来の左房に二分されている。二分された副室と左房の間には交通孔があり，その大きさによって無症状のものから僧帽弁狭窄症と同様の症状を呈するものまでさまざまである。

2. 断層像・ドプラ法（図 9-9）

左房内異常隔壁の描出：胸骨左縁長軸像では大動脈壁から左房後壁に向かう左房内の異常隔壁を描出しうる。ほとんどの例では二分された左房間を結ぶ交通孔を通る異常血流を認める。

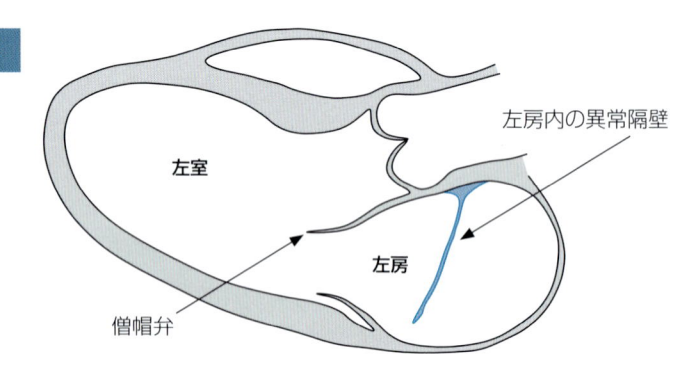

図 9-9 三心房心の特徴的所見

参考文献

廣澤弘七郎（監修），中村憲司（編著）：心臓超音波診断アトラス，ベクトル・コア，1989
神野雅史：心エコー撮像必携．診断と治療社，2005
松田暉，ほか：弁膜疾患の非薬物治療に関するガイドライン．日本循環器学会，2007
吉川純一（編）：臨床心エコー図学　第3版．文光堂，2008
鈴木優実，樅山幸彦：正常と異常で理解する心エコー画像．HEART nursing 2008;21:51
日本超音波検査学会（監修）：心臓超音波テキスト　第2版．医歯薬出版，2009

Callahan JA, et al: Two-dimensional echocardiographically guided pericardiocentesis: experience in 117 consecutive patients. Am J Cardiol 1985;55:476

Perry GJ, et al: Evaluation of aortic insufficiency by Doppler color flow mapping. J Am Coll Cardiol 1987;9:952

Helmcke F, et al: Color Doppler assessment of mitral regurgitation with orthogonal planes. Circulation 1987;75:175

Spain MG, et al: Quantitative assessment of mitral regurgitation by Doppler color flow imaging: angiographic and hemodynamic correlations. J Am Coll Cardiol 1989;13:585

Yoshida K, et al: Value of acceleration flows and regurgitant jet direction by color Doppler flow mapping in the evaluation of mitral valve prolapse. Circulation 1990;81:879

Abascal VM, et al: Prediction of successful outcome in 130 patients undergoing percutaneous balloon mitral valvotomy. Circulation 1990;82:448

DeMaria AN, et al: Doppler echocardiographic evaluation of diastolic dysfunction. Circulation 1991;84:I-288

Segar DS, et al: Dobutamine stress echocardiography: correlation with coronary severity as determined by quantitative angiography. J Am Coll Cardiol 1992;19: 1197

Feigenbaum H: Echocardiography. Lea and Febiger, Philadelphia, 1994

Fehske W, et al: Color-coded Doppler imaging of the vena contracta as a basis for quantification of pure mitral regurgitation. Am J Cardiol 1994;73:268

Tei C, et al: New index of combined systolic and diastolic myocardial performance: a simple and reproducible measure of cardiac function. J Cardiol 1995;26:357

Tribouilloy CM, et al: Assessment of severity of aortic regurgitation using the width of the vena contracta. Circulation 2000;102:558

Ommen SR, et al: Clinical utility of Doppler echocardiography and tissue Doppler imaging in the estimation of left ventricular filling pressures. Circulation 2000;102:1788

Zoghbi WA, et al: Recommendations for evaluation of the severity of native valvular regurgigation with two-dimensional and Doppler echocardiography. J Am Soc Echocardiogr 2003;16:777

索 引

A

abnormal relaxation　28
acceleration flow　48
akinesis　78
aliasing　17
amyloidosis　96
aneurysm　78
angina pectoris　85
aortic dissection　111
aortic regurgitation（AR）　57
aortic stenosis（AS）　51
apical 4-chamber view　8
apical view　9
asymmetric septal hypertrophy（ASH）　88
atrial septal aneurysm　108
atrial septal defect（ASD）　116
atrialized RV　125
A 波　27

B・C

bicuspid　51

calcified mitral annulus　50
cardiac output　26
cardiac tamponade　102
cardiomyopathies　88
Carpentier 分類　46
Chiari network　108
cleft mitral valve　116
closing volume　44
color-flow Doppler　19
congenital heart disease（CHD）　115

constrictive pericarditis　104
continuous wave Doppler　19
cor triatriatum　126
coronary artery disease（CAD）　78

D

decay slope　60
deceleration time　27, 39
diffuse hypokinesis　93
dilated cardiomyopathy（DCM）　93
dobutamine stress echocardiography　85
doming　35
dyskinesis　78

E

E／A 比　29
E／E'比　29
Ebstein's Anomaly　125
echo-free space　101
Eisenmenger 症候群　120
ejection fraction（EF）　14
endocardial cushion defect（ECD）　116
Eustachian valve　108
E 波　27

F

false lumen　111
false tendon　108
flail valve　46, 74
free wall rupture　82
％ fractional shortening（％ FS）　14

索引

G
gain 4
　　――の調節 4

H
Hypertrophic Cardiomyopathy (HCM) 88
hypokinesis 78

I
Infective Endocarditis (IE) 73
initial tear 113
intimal flap 111, 112
ischemic cardiomyopathy 93

L
LA dilatation 12
lateral gain control (LGC) 4
LV dilatation 13
LV hypertrophy 13
LVIDs 13

M
mitral regurgitation (MR) 40
mitral valve prolapse (MVP) 46
moderator band 108
modified Simpson 法 15
mural thrombus 83
myocardial infarction (MI) 81
myocarditis 93, 107
myxoma 109
Mモード法 2, 11

N
normal variants 108
Nyquist limit 20

P
papillary fibroelastoma 109
papillary muscle dysfunction 83
papillary muscle rupture 83
parasternal view 5
patent ductus arteriosus (PDA) 124
percutaneous transluminal mitral commissurotomy (PTMC) 37
pericardial effusion 100
pericardiocentesis 102
pericarditis 107
pleural effusion 100
pressure gradient (ΔP) 23
proximal isovelocity surface area (PISA) 48
prolapse 46
prosthetic valve dysfunction 76
pseudoaneurysm 82
pseudonormalization 28
pulmonary regurgitation (PR) 71

R
RA dilatation 63
redundancy 46
restriction 28
restrictive cardiomyopathy (RCM) 96
rheumatic fever 34
right ventricular overload 62
ring abscess 74
rocking motion 76
RV dilatation 13, 64, 67
RV infarction 83

S
sample volume 17
sarcoidosis 96
scallop 47
segmental wall motion abnormality 78
sigmoid septum 91
sinus venosus defect 116
swing heart 101
systolic anterior movement (SAM) 89

索　引

T
Takotsubo cardiomyopathy　99
TEI index　30
tethering　45
thrombus　37
time gain control（TGC）　4
time-velocity integral（TVI）　26
tissue Doppler imaging（TDI）　29
tissue harmonic imaging　4
transesophageal echocardiography（TEE）　37, 74
tricuspid regurgitation（TR）　67

V
valve dehiscence　76
valvular heart disease（VHD）　34
vegetation　73
vena contracta　43, 48, 59, 68
ventricular aneurysm　82
ventricular septal defect（VSD）　120
ventricular septal perforation（VSP）　83

W
wall motion abnormalities　78

あ
圧較差　23
アミロイドーシス　96
右室圧の推測　69
右室拡大　13, 64, 67
右室虚脱　102
右室梗塞　83
右室負荷　62
右房拡大　63
右房化右室　125
エプスタイン奇形　125
折り返し現象　17

か
解離性大動脈瘤　111
解離内膜　111
拡張型心筋症　93
拡張早期波　27
仮性腱索　108
仮性心室瘤　82
下大静脈弁　108
カラードプラ法　17, 19
感染性心内膜炎　73
冠動脈疾患　78
冠動脈瘤　87
冠動脈の描出　87
キアリー網　108
偽腔　111
偽正常化　31
急性心膜炎　84, 107
胸骨左縁短軸像　7
胸骨左縁長軸像　5
狭心症　85
胸水　100
局所壁運動異常　78
虚血性心筋症　93
経食道心エコー　37, 45, 74, 77, 113, 119
経皮経管的僧帽弁交連切開術　37
血栓　37, 83
腱索断裂　46

索 引

拘束型心筋症　28, 96

さ

左室拡大　13
左室拡張能　27
左室拡張末期径　13
左室駆出率　14
左室収縮末期径　13
左室内径短縮率　14
左室肥大　13
左室流入血流速波形　27
左房圧　25
左房拡大　12
左房径　12, 37
サルコイドーシス　96
三心房心　126
三尖弁閉鎖不全症　65, 67
収縮性心膜炎　104
自由壁破裂　82
静脈洞欠損　116
心筋炎　107
心筋症　88
心筋梗塞　81
人工弁　76
　　──機能不全　76
心室中隔欠損症　120
心室中隔の収縮期扁平化　62
心室中隔の拡張期扁平化　64
心室瘤　78, 82
心室中隔穿孔　83
心尖部二腔像　9
心尖部三腔像　10
心タンポナーデ　102
心内膜床欠損症　116
心嚢液貯留　100
心拍出量　26
　　──の算出　26
心房収縮期波　27
心房中隔欠損症　116
心房中隔瘤　108

心膜炎　84, 107
心膜穿刺　102
先天性心疾患　115
僧帽弁逸脱症　46
僧帽弁収縮期前方運動　89
僧帽弁閉鎖不全症　40
僧帽弁輪部移動速度　29
僧帽弁輪部石灰化　50
組織ドプラ法　29, 105

た

大動脈弁狭窄症　51
大動脈解離　111
大動脈弁閉鎖不全症　57
たこつぼ型心筋症　99
探触子　2, 3
　　──の選択　3
断層法　2, 5
低収縮　78
動脈管開存症　124
ドブタミン負荷心エコー法　85
ドプラ法　17
ドーミング　35

に

二尖弁　51
乳頭筋機能不全　83
乳頭筋断裂　83
乳頭状線維弾性腫　109
粘液腫　109

は

肺動脈楔入圧　24, 72
　　──の推測　72
肺動脈弁閉鎖不全症　71
ハーモニック画像　4, 96
パルスドプラ法　17
肥大型心筋症　88
非対称性中隔肥大型　88
負荷心エコー法　85

索 引

部分肺静脈還流異常　116
振子様運動　101
壁運動異常　78
壁在血栓　83
ベルヌーイの簡易式　23
弁口面積　35, 52
弁周囲膿瘍　74
弁膜症　34

ま・や・ら

無収縮　78
モザイク状　19

疣贅　73

リウマチ熱　34
連続波ドプラ法　17, 19

著者略歴

樅山　幸彦（もみやま　ゆきひこ）

1986 年 3 月	慶應義塾大学医学部卒業
1986 年 6 月	東京都済生会中央病院　内科研修医
1991 年 6 月	東京都済生会中央病院　循環器内科医員
1994 年 9 月	英国セント・ジョージ病院留学
1999 年 1 月	防衛医科大学校　第一内科助手
2006 年 4 月	国立病院機構東京医療センター　循環器科医長
2010 年 4 月	国立病院機構東京医療センター　治験管理室長併任

神野　雅史（かんの　まさし）

1990 年 3 月	新潟大学医療技術短期大学部卒業
1990 年 4 月	東京都済生会中央病院　臨床検査科
2004 年 10 月	東京都済生会中央病院　臨床検査科主任

- 本書の複製権・翻訳権・上映権・譲渡権・公衆送信権（送信可能化権を含む）は，株式会社ヌンクが保有します．
- JCOPY　〈（社）出版者著作権管理機構　委託出版物〉
- 本書の無断複写は著作権法上での例外を除き禁じられています．複写される場合は，そのつど事前に，（社）出版者著作権管理機構（電話 03-3513-6969，FAX 03-3513-6979，e-mail: info@jcopy.or.jp）の許諾を得てください．

ニューラーナーズ
newLearners'
心エコー法テクニカルガイド　　ISBN978-4-7878-1836-2　C3047

2010 年 12 月 15 日	第 1 版 第 1 刷発行	2016 年 12 月 5 日　　第 5 刷発行
2012 年 3 月 5 日	第 2 刷発行	
2012 年 12 月 25 日	第 3 刷発行	
2014 年 7 月 31 日	第 4 刷発行	

定　価	カバーに表示してあります
著　者	樅山幸彦／神野雅史
発行所	株式会社ヌンク 東京都大田区南六郷 2-31-1-216（1440045） TEL 03-5744-7187（代） FAX 03-5744-7179 info@nunc-pub.com http://www.nunc-pub.com
発売所	株式会社 診断と治療社 東京都千代田区永田町 2-14-2 山王グランドビル 4F（1000014） TEL 03-3580-2770（営業部） FAX 03-3580-2776 郵便振替　00170-9-30203 eigyobu@shindan.co.jp（営業部） http://www.shindan.co.jp/
印刷・製本	株式会社 加藤文明社印刷所

©2010 樅山幸彦
Printed in Japan

検印省略
落丁・乱丁本はお取替え致します